U0251525

ITI International Team for Implantology

第二卷

国际口腔种植学会（ITI）口腔种植临床指南
——牙种植学的负荷方案：牙列缺损的负荷方案

ITI Treatment Guide
Loading Protocols in Implant Dentistry: Partially Dentate Patients

丛书主编　（荷）丹尼尔·维斯梅耶（D. Wismeijer）

　　　　　（瑞士）丹尼尔·布瑟（D. Buser）

　　　　　（瑞士）乌尔斯·贝尔瑟（U. Belser）

主　　编　（美）迪安·莫顿（D. Morton）

　　　　　（美）杰弗里·加内斯（J. Ganeles）

主　　译　宿玉成

北方联合出版传媒（集团）股份有限公司
辽宁科学技术出版社
沈　阳

图文编辑：

邢俊杰　高霞　凌侠　董明　胡书海　季秋实　贾崇富　姜龙　李晓杰　刘慧颖　任翔　许诺
杨茜　于旸　尹伟　左恩俊　高阳　李霞　浦光瑞　权慧欣　吴大雷　郑童娇　田冬梅　左民
温超　段辉　吴涛　邱焱　蔡晓岚　阎妮　李海英　郭世斌　李春艳　刘晶　刘晓颖　孟华
潘峻岩　秦红梅　沈玉婕　陶冶

This is translation of
Loading Protocols in Implant Dentistry: Partially Dentate Patients, ITI Treatment Guide Series, Volume 2
by Jeffrey Ganeles, Dean Morton
© 2007 Quintessence Publishing Co., Inc
All Rights Reserved.

© 2018，简体中文版权归辽宁科学技术出版社所有。
本书由Quintessence Publishing Co., Inc授权辽宁科学技术出版社在中国出版中文简体字版本。著作权合同登记号：06-2018年第258号。

图书在版编目（CIP）数据

牙种植学的负荷方案：牙列缺损的负荷方案 /（美）迪安·莫顿（D. Morton），（美）杰弗里·加内斯（J. Ganeles）主编；宿玉成主译. —沈阳：辽宁科学技术出版社，2019.1
ISBN 978-7-5591-0789-3

Ⅰ.①牙…　Ⅱ.①迪…　②杰…　③宿…　Ⅲ.①种植牙—医学美学　Ⅳ.①R782.12

中国版本图书馆CIP数据核字（2018）第132005号

出版发行：辽宁科学技术出版社
　　　　　（地址：沈阳市和平区十一纬路25号　邮编：110003）
印　刷　者：北京利丰雅高长城印刷有限公司
经　销　者：各地新华书店
幅面尺寸：210mm×280mm
印　　张：12
插　　页：4
字　　数：330千字
出版时间：2019年1月第1版
印刷时间：2019年1月第1次印刷
责任编辑：陈刚　苏阳　殷欣
版式设计：袁舒
责任校对：李霞

书　　号：ISBN 978-7-5591-0789-3
定　　价：298.00元

投稿热线：024-23280336
邮购热线：024-23284502
E-mail：cyclonechen@126.com
http://www.lnkj.com.cn

国际口腔种植学会（ITI）口腔种植临床指南
第二卷

ITI Treatment Guide

丛书主编：

（荷）丹尼尔·维斯梅耶（D. Wismeijer）

（瑞士）丹尼尔·布瑟 （D. Buser）

（瑞士）乌尔斯·贝尔瑟（U. Belser）

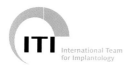

ITI International Team for Implantology

主编：
（美）迪安·莫顿（D. Morton）
（美）杰弗里·加内斯（J. Ganeles）

主译：
宿玉成

第二卷

牙种植学的负荷方案：
牙列缺损的负荷方案

Quintessence Publishing Co, Ltd

Beijing, Berlin, Barcelona, Chicago, Istanbul,
London, Milan, Moscow, New Delhi, Paris, Prague,
São Paulo, Seoul, Singapore, Tokyo, Warsaw

本书说明

本书所提供的资料仅用于教学目的，为特殊和疑难病例推荐序列的临床治疗指南。本书所提出的观点是基于国际口腔种植学会（ITI）共识研讨会（ITI Consensus Conferences）的一致性意见。严格说来，这些建议与国际口腔种植学会（ITI）的理念相同，也代表了作者的观点。国际口腔种植学会（ITI）以及作者、编者和出版商并没有说明或保证本书内容的完美性或准确性，对使用本书信息所引起的任何损害（包括直接、间接和特殊的损害，意外性损害，经济损失等）所产生的后果，不负有任何责任。本书的资料并不能取代医生对患者的个体评价，因此，医生将其用于临床治疗时，后果由医生本人负责。

本书中叙述到产品、方法和技术时，使用和参考的特殊产品、方法、技术及材料，并不代表我们推荐和认可其价值、特点或厂商的观点。

本书保留所有版权，尤其是本书所发表的资料，未经出版商事先书面授权，不得翻印本书的全部或部分内容。本书发表资料中所包含的任何信息都受到知识产权的保护。未经相关知识产权所有者事先书面授权，不得使用这些信息。

本书提及的某些生产商和产品的名字可能是注册商标或所有者的名称，尽管未对其进行特别注释。因此，在本书中出现未带有专利标记的名称时，也不能理解为出版商默认其不受专利权保护。

本书所显示的种植系统均为Straumann牙种植系统（Straumann® Dental Implant System）的产品。

本书使用了FDI 世界牙科联盟（FDI World Dental Federation）的牙位编码系统。

国际口腔种植学会（ITI）的愿景：

"……通过研究、交流和教育，全面普及和提高口腔种植学及其相关组织再生的知识，造福于患者。"

内容提要

本书由国际口腔知名机构——国际口腔种植学会（ITI）组织编写，旨在提高口腔种植医生的临床水平。全书主要内容包括：牙列缺损患者种植治疗前评估和计划的一般原则，各种负荷方案的临床病例报告、关于决定上颌与下颌牙列缺损负荷方案的结论等。全书采用深入浅出的形式，并配以大量手术图片，以方便读者的理解。

本书适用口腔种植医生、全科医生的学习、参考之用。

译者序

无疑，口腔种植已经成为牙缺失的理想修复方法。

大体上，口腔种植的发展经历了3个历史阶段：第一阶段是以现代实验结果为基础的种植发展阶段，其主要成就为骨结合理论的诞生和种植材料学的突破，开启了现代口腔种植的新时代；第二阶段是以扩大适应证为动力的种植发展阶段，其主要成就为引导骨再生技术的确立和种植系统设计的完善；第三阶段是以临床证据为依据的种植发展阶段，或称之为以循证医学研究为特点的种植发展阶段，其主要成就为种植理念的形成和临床原则的逐步确定。显然，这是口腔种植由初级向高级逐步发展的一个过程。在这一进程中，根据临床口腔医生的建议不断进行种植体及上部结构的研发和改进，在积累了几十年的临床经验后，开始依据治疗效果回顾并审视各种治疗方案和治疗技术。

为此，国际口腔种植学会（ITI）教育委员会基于共识研讨会（ITI Consensus Conference）的形式，对口腔种植的各个临床方面形成了共识性论述，并且开始出版"国际口腔种植学会（ITI）口腔种植临床指南"系列丛书。本书为该系列丛书的第二卷，其主要成就包括：

- 明确了各种负荷方案的概念和临床原则
- 提出了牙列缺损患者种植负荷的决策因素和风险因素
- 推荐了种植负荷的临床程序
- 提出了种植治疗的SAC分类与相关的临床准则

因此，译者认为本书是目前口腔种植的指导性文献，是种植负荷方案的经典著作。

尽管本书英文版在2008年刚刚出版发行，目前已经有多种文字翻译出版。国际口腔种植学会（ITI）和国际精萃出版集团要求包括中文版在内的各种文字翻译版本必须和原英文版本完全一致，即本书除了将英文翻译成中文外，版式、纸张质量、页码、图片质量以及中文的排版位置等将与原书完全一致。这也体现了目前本书在口腔学术领域与出版领域中的重要地位。

由于本书出现了许多新的名词、定义和概念，因此在翻译过程中，译者在北京召开了一次关于本书的讨论会，专家们给予许多建议，在此深表谢意。同时，也感谢我的同事们花费了大量的时间，校正译稿中的不妥和错误。

尽管译者努力坚持"信、达、雅"的翻译原则，尽量忠实于原文、原意，但由于翻译水平有限，难免出现不妥和错误之处，请同道批评指正。

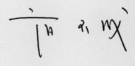

前　言

或许，口腔种植学是现代牙科学中最具魅力和充满活力的学科。由反复实验、盲目渐进逐渐发展为循证的、可预期的治疗模式，为患者提供了更多的治疗选择。在口腔种植学早期所提倡的负荷方案（3～6个月）已经过时。由于外科和修复技术的进步以及种植体表面处理的创新，种植体负荷之前的常规愈合期缩短到6周，甚至更短的时间。刊登在《JOMI》杂志的特刊上的国际口腔种植学会（ITI）第三次共识研讨会纪要（Proceedings of the Third ITI Consensus Conference）中，将种植的即刻负荷定义为在种植体植入后24小时之内戴入临时或最终种植修复体，并且具备接触𬌗面能力。如果正确应用即刻负荷，可以显著缩短种植体植入和戴入修复体之间的过渡时间。这不但有利于缩短整个治疗周期和减少复诊次数，也有利于在愈合期维持患者的美学和发音。在此次会议中，将早期负荷定义为即刻与常规负荷期之间的任意时间内戴入修复体或使种植体负荷，而常规负荷被定义为种植体经历3~6个月的愈合期后进行修复和负荷。在将来会检讨这些定义，但基于目前的临床证据和技术进步，相信缩短种植体愈合时间是可预期和安全的。

即刻负荷一直是一个风险因素。类似于"国际口腔种植学会（ITI）口腔种植临床指南（第一卷）"中的"患者的个体美学风险评估表"，第二卷中提供了即刻负荷的治疗风险评估表，这将对医生在各种种植负荷方案中进行治疗选择会有重大帮助。在遵循即刻负荷的概念治疗患者时，此风险评估表可以在显现治疗结果之前作为预测风险的指标。要获得即刻负荷的理想效果，必须遵循一个综合的临床治疗方案，即基于专门的技术、术前诊断、治疗计划、准确操作和临床经验。因此，对本书中的每个病例进行了SAC分类（简单、复杂和高度复杂）。通过对每个病例的逐项检查做出的SAC分类，使医生能够清楚地了解每个病例的复杂程度。对本书中所描述的牙种植学的SAC分类，很快会出版相关专著，介绍2007年4月国际口腔种植学会（ITI）共识研讨会的成果。

根据文献、国际口腔种植学会（ITI）共识研讨会的成果（刊登于《JOMI》2004年特刊）和大量不同类型的病例，本书全面、详细地介绍了如何按照即刻、早期和常规负荷方案进行种植的固定修复。

D. Wismeijer   D. Buser   Urs C. Belser

致　谢

本书作者特别感谢Kati Benthaus博士为本书高质量出版所做的大力支持和卓越贡献。

丛书主编、主编和译者

丛书主编:

Urs C. Belser, DMD, Professor
  University of Geneva
  Department of Prosthodontics
  School of Dental Medicine
  Rue Barthélemy -Menn 19, 1211 Genève 4, Switzerland
  E-mail: urs.belser@medecine.unige.ch

Daniel Buser, DMD, Professor
  University of Berne
  Department of Oral Surgery and Stomatology
  School of Dental Medicine
  Freiburgstrasse 7, 3010 Bern, Switzerland
  E-mail: daniel.buser@zmk.unibe.ch

Daniel Wismeijer, DMD, Professor
  Academic Center for Dentistry Amsterdam (ACTA)
  Free University
  Department of Oral Function
  Section of Implantology and Prosthetic Dentistry
  Louwesweg 1, 1066 EA Amsterdam, Netherlands
  E-mail: dwismeij@acta.nl

主编:

Jeffrey Ganeles, DMD
  Florida Institute for Periodontics & Dental Implants
  3020 North Military Trail, Suite 200
  Boca Raton, FL 33431, USA
  Adjunct Associate Professor
  Nova Southeastern University College
  of Dental Medicine
  Ft. Lauderdale, FL 33328 , USA
  E-mail: jganeles@perio-implant.com

Dean Morton, BDS, MS
  University of Florida, Gainesville
  Center for Implant Dentistry
  Department of Oral and Maxillofacial Surgery
  1600 W Archer Road, D7-6,Gainesville, FL 32610, USA
  E-mail: dmorton@dental.ufl.edu

主译:

宿玉成 医学博士，教授
  中国医学科学院北京协和医院口腔种植中心主任，首席专家
  中华人民共和国北京市西城区大木仓胡同41号，100032
  E-mail：yuchengsu@163.com

其他参编作者

Stephen Chen, MDSC, Dr
  School of Dental Science
  The University of Melbourne
  720 Swanston Street
  Melbourne, VIC 3010, Australia
  E-mail: schen@balwynperio.com.au

Anthony Dickinson, BDSC, MSD
  1564 Malvern Road
  Glen Iris, VIC 3146, Australia
  E-mail: ajd1@iprimus.com.au

Christopher Evans, BDSc Hons (Qld), MDSc(Melb)
  75 Asling St., Brighton
  Melbourne, VIC 3186, Australia
  E-mail: cdjevans@mac.com

German O. Gallucci, DMD, Dr med dent
  Assistant Professor
  Harvard School of Dental Medicine
  Department of Restorative Dentistry and Biomaterial Sciences
  188 Longwood Avenue, Boston, MA 02115,USA
  E-mail: german_gallucci@hsdm.harvard .edu

Christopher Hart, BDSc, Grad Dip Clin Dent, MDSC
  4 Linckens Cres
  Balwyn, VIC 3103, Australia
  E-mail: cnhart@mac.com

Frank Higginbottom, DDS
  3600 Gaston Avenue, Suite 1107
  Dallas, TX 75246, USA
  E-mail: bottom@dallasesthetics.com

Murray Kaufman ,DDS
  9911 W. Pico Blvd., Suite 780
  Los Angeles, CA 90035, USA
  E-mail: murray300@aol.com

William C. Martin, DMD, MS
  University of Florida, Gainesville
  Center for Implant Dentistry
  Department for Oral and Maxillofacial Surgery
  1600 W Archer Road, D7-6

Gainesville, FL 32610, USA
  E-mail: wmartin@dental.ufl.edu

Yasushi Nakajima, DDS
  3-10-1 Higashihagoromo Takaishi
  Osaka, 529-0003, Japan
  E-mail: njdc3805@crest.ocn.ne.jp

Mario Roccuzzo, DMD, Dr med dent
  Corso Tassoni 14, Torino, 10143, Italy
  E-mail: mroccuzz@iol.it

Adam Rosenberg, BDS, MS
  401 Wattletree Rd
  Malvern East, VIC 3145, Australia
  E-mail: perio@bigpond.net.au

James Ruskin, DMD, MD, Professor
  University of Florida, Gainesville
  College of Dentistry
  P.O. Box 100416, Gainesville, FL 32601, USA
  E-mail: jruskin@dental.ufl.edu

Bruno Schmid, DMD
  Bayweg 3, 3123 Belp, Switzerland
  E-mail: brunoschmid@vtxmail.ch

Gary Solnit, DDS, MS
  9675 Brighton Way, Suite 330
  Beverly Hills, CA 90210, USA
  E-mail: gssolnit@earthlink.net

Francesca Vailati, MD, DMD, MSc
  Senior Lecturer
  University of Geneva
  Department of Prosthodontics
  School of Dental Medicine
  Rue Barth lemy-Menn 19
  1211 Gen ve 4, Switzerland
  E-mail: francesca.vailati@medecine.unige.ch

Thomas G. Wilson Jr, DDS, PA
  Periodontics and Dental Implants
  5465 Blair Road, Suite 200
  Dallas, TX 75231, USA
  E-mail: tom@tgwperio.com

目　录

1 导 言

D. Morton

　　国际口腔种植学会（ITI）的愿景是通过研究、交流和教育，全面普及和提高牙种植学及其相关组织再生的知识，造福于患者。牙种植学已经发展到充满活力和激动人心的时代，处于业界前沿的国际口腔种植学会（ITI）的设想是通过其教育委员会和教育项目，在向专业团体和患者传播信息方面发挥指导作用。

　　为了实现这一愿景，相关的努力包括：
* 国际口腔种植学会（ITI）共识研讨会：定期召开，系统地、严格地评价现已存在的牙种植学知识。这些知识或是新提出的或存在争议倾向。
* 国际口腔种植学会（ITI）口腔种植临床指南：此系列丛书为读者提供客观、简明的治疗建议。这些建议是以科学为依据，并且已经被经验丰富的临床医生所证明，有利于患者。

　　本书为"国际口腔种植学会（ITI）口腔种植临床指南"的第二卷，专门论述牙列缺损患者的种植修复，主要是为临床医生和患者提供种植负荷方案，论述如何处理各种适应证，包括前牙和后牙在内的单颗牙和多颗牙缺失。

　　基于对2003年国际口腔种植学会（ITI）共识研讨会成果论述、文献回顾以及各类患者治疗经验，本书将提供意义重大的正确建议，以此来提高获得理想治疗效果的可预期性。作者们相信，本书将为医生和患者实现其治疗目标提供重要的参考意见和治疗方法。

2 第三次国际口腔种植学会（ITI）共识研讨会纪要：牙种植学的负荷方案

国际口腔种植学会（International Team forImplantology, ITI）是专长于牙种植学和组织再生学的非营利性学术组织，拥有来自40多个国家的4500多名专家组成员和会员（fellows and members）。国际口腔种植学会（ITI）每隔5年召开一次共识研讨会，讨论牙种植学的相关专题。

1993年和1997年分别召开了第一次和第二次国际口腔种植学会（ITI）共识研讨会［国际口腔种植学会（ITI）共识研讨会纪要，（2000）］，主要讨论了牙种植学中外科和修复方面的常规性议题。在2003年召开的第三次国际口腔种植学会（ITI）共识研讨会上，国际口腔种植学会（ITI）教育委员会决定集中讨论近几年来备受关注的4 个专题，其中之一即为"骨内牙种植体的负荷方案"［第三次国际口腔种植学会（ITI）共识研讨会纪要，2004年发表于《JOMI》特刊］。

国际口腔种植学会（ITI）教育委员会要求David Cochran教授领导的工作组，就骨内牙种植体负荷方案进行文献回顾，并得出共识性结论。

工作组成员：

Matteo Chiapasco
Roberto Cornelini
Kerstin Fischer
Jeffrey Ganeles
Siegfried Heckmann
Robert A. Jaffin
Regina Mericske-Stern
Dean Morton
Ates Parlar
Edwin Rosenberg
Paul Rousseau
Yoshikazu Soejima
Pedro Tortamano
Wilfried Wagner
Hans-Peter Weber
Daniel Wismeijer

2.1　关于骨内牙种植体负荷方案的共识性论述和推荐的临床程序

D. Morton

国际口腔种植学会（ITI）教育委员会要求本工作组循证地回顾牙种植的各种负荷方案。因此，将已经准备好的下列文献评述提交到工作组进行讨论：

- Matteo Chiapasco："牙列缺失患者种植的早期和即刻修复与负荷"
- Jeffrey Ganales，Daniel Wismeijer："单颗牙和牙列缺损种植的早期和即刻修复与负荷"
- Dean Morton，Robert Jaffin，Hans-Peter Weber："牙种植体的即刻修复与负荷：临床考量与方案"

文献评述的主要目的是以有重要价值的证据为基础，确定是否可以将这些负荷方案推荐为常规治疗程序。其次，确定这些治疗程序是否可以为患者带来益处。

在第三次国际口腔种植学会（ITI）共识研讨会上，作者们将各自的讨论稿提交工作组进行讨论。讨论集中在作者的草案是如何提出的？文献是如何查找和回顾的？主要发现是什么？最后，工作组起草了讨论结论。

在讨论过程中，形成了关于牙列缺失和缺损患者种植治疗即刻或早期修复和／或负荷的论述。以下列出了研讨会所得出的结论。

2.1.1　术语的定义

近年来，牙种植学中关于负荷方案的术语非常混乱。本工作组详细讨论了这些已经出现于文献和国际口腔种植学会（ITI）往次共识研讨会上的术语。其中，于2002年5月在西班牙召开的即刻和早期负荷研讨会上已经定义了大部分术语（Aparicio等，2003）。但是，本工作组对这些定义进行了重新修订。修订后的定义如下：

常规负荷（conventional loading）
种植体植入后，经过3～6个月的愈合期，然后戴入修复体。

早期负荷（early loading）
种植体植入后，在48小时至3个月之间戴入修复体，并且与对殆接触。

即刻修复（immediate restoration）
种植体植入后，48小时之内戴入修复体，与对殆无接触。

即刻负荷（immediate loading）
种植体植入后，48小时之内戴入修复体，并且与对殆接触。

延期负荷（delayed loading）
种植体植入后，超过3～6个月的常规愈合期之后，戴入修复体。

2.1.2　负荷方案的回顾

在诸多因素中，选择何种负荷方案取决于两个不同的进程：初始骨接触和继发骨接触。通过对这些概念的理解，能够正确了解选择不同负荷方案的理由和取决于这两个因素的原因。

初始骨接触（primary bone contact）

种植体植入颌骨后，部分种植体表面即刻与骨发生直接接触。

继发骨接触（secondary bone contact）

种植体愈合过程中，种植体表面骨改建，新生骨与种植体表面发生接触。改建的骨和新生的骨与种植体表面的接触被称之为继发骨接触。在种植体愈合后期，初始骨接触量降低时，继发骨接触占主导地位。

缩短时间的负荷方案

即刻和早期负荷的关键在于：（1）初始骨接触量；（2）种植位点骨量和骨质；（3）种植体周围骨生成速度。

即刻负荷

在骨质较好、骨量充足以及其他因素适宜时，可以进行种植体即刻负荷。

早期负荷

如果骨质较差、骨量不充足，但能够在相对短的时间内发生骨生成，可以进行种植体早期负荷。

直接咬合接触（direct occlusal contact）

直接咬合接触的病例，种植修复体与对殆牙列接触。

间接咬合（indirect contact）

间接咬合的病例，种植修复体与对殆牙列无直接接触，即咬合脱离。

渐进负荷（progressive loading）

渐进负荷的病例，种植修复体由与对殆牙列由"轻微"接触过渡到完全接触。

2.1.3 共识性论述

尽管骨内种植体负荷方案的相关文献较少、证据并不十分充足，但本工作组仍在2003年形成如下结论。

论述A：
下颌牙列缺失

论述B：
上颌牙列缺失

论述A.1
下颌牙列缺失，在双侧颏孔之间植入4颗种植体，用坚固杆固位和跨牙弓稳定的覆盖义齿即刻负荷，是一个可以预期，并已获得充分证实的负荷方案。

论述A.2
下颌牙列缺失，用覆盖义齿进行种植体（用夹板式或独立支持）的早期负荷并未获得充分证实。

论述A.3
下颌牙列缺失，如果植入了相对多的种植体，用种植体支持的固定修复体进行即刻负荷，是一个可以预期，并已获得充分证实的负荷方案。

论述A.4
下颌牙列缺失，本工作组发现只有6篇文章支持用固定修复体进行早期负荷。

论述B.1
上颌牙列缺失，没有发现任何文献支持用覆盖义齿进行种植体即刻或早期负荷。因此，目前此负荷方案只能被视为试验性治疗。

论述B.2
上颌牙列缺失，用固定修复体进行种植体即刻或早期负荷没有获得充分证实。

论述C：
下颌或上颌牙列缺损

论述D：
所讨论的其他问题

论述C.1

上颌或下颌牙列缺损，种植体支持的固定修复体进行即刻修复或负荷，均未获得充分证实。应该注意到文献中，大多数此类病例的修复体与对颌牙列无咬合接触。这就要求对此类修复体进行认真设计和严格制作。

论述C.2

上颌或下颌牙列缺损，粗糙表面的钛种植体在种植体愈合6～8周之后，用种植体支持的固定修复体进行早期修复或负荷已经获得充分证实，并可以获得预期效果。其临床效果似乎与常规负荷相类似。但是，与常规负荷相比，植入种植体的样本量较小，随访时间较短。因此，在将其推荐为治疗常规之前，需要进一步研究。

论述C.3

即刻修复或负荷种植体的邻面牙槽嵴高度和软组织变化，与常规负荷的文献报告相类似。

论述D.1

目前，对粗糙表面种植体而言，3～6个月的常规负荷时间有待于修订。起初，3～6个月的时间是为机械光滑表面种植体而定义的。对某些病例，已经证实机械光滑表面种植体难以获得与粗糙表面种植体相似的成功率。

论述D.2

我们要注意到一个问题：即刻或早期负荷是否有利于患者？即刻和／或早期负荷会有风险，必须从患者利益的角度评估这种风险。因此，对这种负荷必须进行监测和评估。

论述D.3

相关的一个问题是：对某些特殊病例，是否常规负荷就是正确的？例如，种植体植入后，延长修复时间是否会对患者不利？

论述D.4

不同的负荷方案需要相应类型的型。必须确定能够使即刻和早期负荷种植体获得成功的型。

2.1.4　临床建议

共识研讨会工作组于2003年推荐了以下治疗分类（发表于《JOMI》特刊，2004），所提供的诊断和治疗方案等已经实行，并被临床医生所接受。即刻修复和负荷被认为属于复杂或高度复杂的治疗程序。因此，医生应具备相应的技术水平和临床经验。

即刻修复或负荷：

早期修复或负荷：
下颌牙列缺失

下颌牙列缺失

两种方案适合于4颗种植体：通过将种植体稳固连接在一起的杆固位和/或支持的覆盖义齿；通过基底（丙烯酸树脂和/或金属）将种植体稳固连接在一起的固定修复体。超过4颗种植体时，可采用将所有种植体连接在一起的固定临时修复体，或通过基底（丙烯酸树脂和/或金属）将种植体稳固连接在一起的固定修复体。

上颌牙列缺失

没有可以推荐的常规方案。

上颌和下颌牙列缺损

没有可以推荐的常规方案。

2颗种植体

2颗种植体可以固位覆盖义齿：通过将种植体连接在一起的杆支持，或种植体独立支持。种植体为粗糙表面、6周即可愈合的种植体。

4颗种植体

两种方案适合于4颗种植体：通过将种植体连接在一起的杆或种植体独立固位和支持的覆盖义齿；通过基底将种植体稳固连接在一起的固定修复体。种植体为粗糙表面、6周即可愈合的种植体。

4颗以上种植体

4颗以上种植体可以用于通过基底将种植体稳固连接在一起的固定修复体。种植体为粗糙表面、6周即可愈合的种植体。

上颌牙列缺失

4种不同类型的早期负荷可能是：

4颗种植体固位的覆盖义齿

适合将种植体连接在一起的杆或种植体独立支持的覆盖义齿。种植体为粗糙表面、6周即可愈合的种植体。种植位点为 Ⅰ～Ⅲ 类骨。

4颗种植体支持的固定修复体

适合通过基底将种植体稳固连接在一起的固定修复体。种植体为粗糙表面、6周即可愈合的种植体。种植位点为 Ⅰ～Ⅲ 类骨。

4颗以上种植体固位的覆盖义齿

适合将种植体连接在一起的杆或种植体独立进行支持的覆盖义齿。种植体为粗糙表面、6周即可愈合的种植体。种植位点为 Ⅰ～Ⅲ 类骨。

4颗以上种植体支持的固定修复体

适合通过基底将种植体稳固连接在一起的固定修复体。种植体为粗糙表面、6周即可愈合的种植体。种植位点为 Ⅰ～Ⅲ 类骨。

上颌和下颌牙列缺损

对以下病例推荐固定修复体：

种植体的数量和分布取决于患者的情况

包括骨质与骨量、缺失牙数目、对颌牙状态、咬合类型以及是否存在磨牙症等。种植体必须是粗糙表面、6周即可愈合的种植体。种植位点为 Ⅰ～Ⅲ 类骨。

2.1.5　结论

在2003年8月召开了第三次国际口腔种植学会（ITI）共识研讨会。第三工作组进行了主题为"骨内牙种植体的负荷方案"的研究，所阐述的共识性论述主要是基于当时可以获得的文献资料。我们承认，2003年工作组推荐的多数临床建议当时尚缺乏足够证据。读者应该注意到，当时是用工作组的临床经验来系统阐述这些建议的。

之后，"骨内牙种植负荷方案"这一课题继续深入研究，新的文献不断发表。此外，有了新的表面处理技术对即刻和早期负荷影响的研究。

本书第2.2节为"种植负荷方案的回顾"，评述了种植负荷方案的演进过程，包括最新的资料和文献，目的是提供从中获得与种植负荷方案临床应用密切相关的最新概况。

2.2   种植负荷方案的回顾

J. Ganeles

2.2.1   起初的负荷方案

文献证明，骨结合作为稳定的、可预期的和理想的生物性界面是由Brånemark（Brånemark等，1977；Albrektsson，1983、1995）和Schroeder等（1976）提出的。作者证明这种粘连性的骨-种植体界面形态增强了可预期性和长期稳定性。之前的概念，如Linkow等（1977）主张在种植体周围建立类似于牙周韧带的纤维结缔组织层，并没有取得预期结果（Smithloff和Fritz，1976、1987）。

关于骨结合，早期文献中所建议的原则和技术获得了预期结果（Albrektsson，1981）。Brånemark和Schroeder都认为骨结合需要最小的创伤、精确的种植窝预备、无菌技术、合适的生物材料，以及无负荷或无应力的种植体愈合。Brånemark要求依据不同的解剖学部位，种植体需要在黏膜下愈合3～6个月，而Schroeder则允许穿黏膜愈合3～4个月。实际上，最终是按照个人经验来理解这些时间上的差异（Brånemark 等，1985、2001）。

Szmukler-Moncler等（2000）的综述中，叙述了早期学者对长时间、延迟愈合期的各种解释。他们建议在起初的治疗试验中，应考虑以下影响因素，如患者的骨质较差、不完善的种植体设计和表面处理、不完善的外科和修复治疗方案等。在20世纪80年代的过渡期，骨结合种植体的预期效果还备受质疑时，用愈合方案来补偿这些不利因素。因为早期的发明者和作者致力于让专业的团体相信，在牙科学中种植应当是"循规蹈矩"（Brånemark等，1977）。因此，当时建议长时间、无应力的愈合期。

关于骨-种植体界面创伤愈合的研究显示某些因素对建立骨结合是很重要的。Cameron等（1973）、Schatzker等（1975）、Søballe 等

（1992）等矫形界学者和牙种植学界的研究者，在他们早期的研究中显示早期愈合阶段表面结构和生物力学稳定性的重要性。Szmukler-Moncler等（1998）进一步评述和强化了这些信息，并在牙种植学中得到遵循。早期的研究，Brunski等（1979）、Deporter等（1986）、Akagawa 等（1986）、Khang等（2001），主要从改善愈合效果方面研究了种植体的表面特征、形状和生物力学稳定性的重要性。

总结从实验和临床研究获得的结果，如下因素对牙种植体获得骨结合非常重要：

- 种植体和涂层为具有良好生物相容性的材料，例如钛、钽、羟基磷灰石、二氧化锆（Kohal等，2006）和金合金（Abrahamsson和Cardaropoli，2007）等。
- 种植位点预备没有过热、创伤、细菌侵入以及受植床的生物学损伤。
- 种植体具有充分稳定性（Lioubavina-Hack等，2006），将动度减低在损害性微动的阈值以下，在50～150 μm（Szmukler-Moncler等，1998、2000）。

如果受植区创口愈合正常，满足这些条件植入的种植体的预期结果就是骨结合。这些因素反映了Albrektsson等（1981）年提出的概念。

以前提出的建议，例如应用两阶段程序、无应力愈合、唇颊侧黏膜切口、无菌状态、避免放射线摄片以及丙烯酸树脂面等不再认为具有相关性。讨论负荷方案，对愈合中的种植体或黏膜下愈合施力时，只有当这些因素可能导致过度的种植体动度、影响早期愈合过程中的细菌控制和干扰骨生长时才具有重要意义。

2.2.2　负荷方案的演化

某些作者和团队试图基于临床和生物学标准定义负荷方案。概念上，这些团队根据负荷时创口愈合的时间分类。国际口腔种植学会（ITI）共识研讨会在2004 年发表了自己的定义（Cochran等；Chiapasco；Ganeles和Wismeijer；Morton等），这些定义与2002年在西班牙巴塞罗那召开的Sociedad Espanolade国际口腔种植共识研讨会上Aparicio等（2003）所推荐的相似。国际口腔种植学会（ITI）共识研讨会根据从种植体植入起到戴入修复体之间的时间以及修复体是否存在咬合接触区分负荷类型，定义如下：

- 常规负荷：种植体植入后至少3个月后戴入种植修复体（需要注意提出这一概念时，已经预计到随着种植体表面改进等可能缩短常规愈合时间）。
- 即刻修复：种植体植入48小时之内，戴入种植修复体，但是与对颌牙列无咬合接触。
- 即刻负荷：种植体植入48小时之内，戴入种植修复体，与对颌牙列存在咬合接触。
- 早期负荷：种植体植入后至少48小时，但不超过3个月，戴入种植修复体，与对颌牙列存在咬合接触。

通过回顾早期和即刻负荷的临床研究，Attard和Zarb（2005）注意到时间跨度很长的早期负荷(48小时到3个月)使这一分类变得"含混模糊"和波动范围太大，以后可能需要对种植体愈合进行精确的描述。对这些负荷间隔时间的定义，通常在临床实践和牙科文献中都会得到理解。

最初的负荷方案是基于对骨结合的考量，并称之为常规负荷。多数种植系统相关的大量文献证实这是一种可预期的方案，并能够获得骨结合（Cocharan，1999；Fugazzotto等，2004；Lindh等，1998）。

众所周知，对这种高预期性，机械光滑表面的短种植体植入较差骨质的骨内时，特别是上颌后部是个例外。Jaffin和Berman（1991）、Hermann

等（2005）以及其他人报道在上颌后部和下颌的机械光滑表面短种植体更容易发生种植体失败。Cochran（1999）在一篇关于种植体表面及其对愈合影响的大范围综述中，证实种植体表面粗糙度可以影响种植体成功率。他注意到，粗糙表面种植体在上颌进行单牙缺失和牙列缺损修复时具有相似的成功率，下颌种植体的可预期性稍高于上颌。Glauser等（2003）也报道上颌应用粗糙表面种植体的成功率明显提高。

一些共识性论述和文献综述报道了在不同临床情况下其他负荷方案的演化及可预期性。其中包括巴塞罗那研究组（Aparicio等，2003）、国际口腔种植学会（ITI）共识研讨会（Chiapasco，2004；Ganeles和Wismeijer，2004；Morton等，2004），欧洲骨结合学会（EAO）（Nkenke和Fenner，2006），骨结合学会（AO）（Jokstad和Carr，2007）、Gapski等（2003）、Misch等（2004）、Attard和Zarb（2005）、Del Fabbro等（2006）以及Ioannidou 等（2005）。

回顾负荷方案的文献时发现，最早也是最多使用缩短愈合期的负荷方案，而非常规负荷者主要是在牙列缺失的病例。虽然本书的重点是牙列缺损患者的处理，但也必须要包含牙列缺失患者负荷方案的发展变化及其意义等一些主要概念。

2.2.3　下颌牙列缺失

常规负荷

牙种植学中，下颌牙列缺失是种植体常规负荷最早的适应证。大量资料证实这一治疗方法的长期可预期性。通常引用关于机械光滑表面种植体的参考文献，包括Adell等早期发表的一些文献（1981，1990）。还有文献报道，近年来的种植体表面处理和种植体设计也略微提高了存留/成功率，5～10年的种植体存留率大于95%（Ferrigno等，2002；Behneke等，2002；Arvidson等，1998；Stoker等，2007）。

即刻负荷

报道固定修复体即刻负荷获得成功的英文文

献包括Schnitman等（1990）、Salama等（1995）和Tarnow等（1997）。这些作者的治疗都仅限于下颌牙列缺失，而且都将多颗种植体植入致密骨内，特别是正中联合区。将即刻固定修复体制作成加强的全牙弓式、一体式临时修复体，稳定连接在种植体上，并避免功能状态下的动度。大多数文献都强调应选择致密骨作为种植位点、稳固的夹板式连接并在愈合期间使用临时修复体（Ganales等，2001）。应该按照"牙周修复体"（periodontal prosthesis）的原则设计咬合方案，即通过跨牙弓式夹板固位，使松动基牙承受最小的侧向移动（Amsterdam和Abrams，1973）。支持这些原则的众多作者报道了数以百计的下颌成功病例，种植体成功率在96%～100%，与下颌牙列缺失常规或早期负荷方案病例的治疗效果基本一致（Testori等，2003；Wolfinger和Balshi，2003；Horiuchi等，2000；Cooper等，2002）。

Schnitman（1990）报道了早期病例组的失败率最高，并注意到失败的种植体都是位于骨质较差的下颌后部的机械光滑表面短种植体。Tarnow（1997）注意到他的团队的失败种植体都和定期取下临时修复体检查种植体动度相关。当他们不再取下临时修复体时，就不再发生种植体失败。

目前，包括Babbush（1986）和Chiapasco等（1997）发表的大量文献支持下颌夹板式相连的4颗种植体支持的覆盖义齿即刻负荷具有可预期性。此外，Attard 和Zarb（2005）收集了下颌2颗种植体以杆式或非杆式上部结构负荷的病例资料，都显示很高的可预期性，尽管同时还注意到大多数未连接在一起的种植体可能在愈合阶段并未承受全部拾力。

早期负荷

只有有限的资料评价下颌牙列缺失的种植体早期负荷，而大多数文献是关注常规或即刻负荷方式。Becker等（2003）和Ericsson等（2000）报道了可以与即刻负荷方案相媲美的高成功率和存留率。但是在未把种植体连接在一起的覆盖义齿研究中，Tawse-Smith等（2002）指出早期负荷的机械光滑表面种植体和粗糙表面种植体相比，成功率有所下降。其他关于粗糙表面、独立支持式早期负荷的下颌种植体成功率的报道为95%～100%（Payne等，2003；Turkyilmaz，2006）。

2.2.4 上颌牙列缺失

常规负荷

通常认为，上颌牙列缺失常规负荷是可预期的，从经典的纵向研究资料中可以获得大量文献支持。上颌种植体成功率低于下颌，这已经在机械光滑表面种植体得到验证(Ekfeldt等，2001；Jemt和Hager，2006；Jemt等，1996）。Jaffin和Berman（1991）等也得出同样结论。使用粗糙表面种植体可以提高上颌种植体的存留率，但可预期性仍低于下颌病例（Buser等，1997；Ferrigno，2002）。但是，一些团队则报道上颌成功率近似于下颌病例（Bergkvist等，2004）。Glauser等（2006）和DelFabbro等（2006）的结论是上颌后部应用粗糙表面种植体可以提高成功率。

即刻负荷

尽管病例数或种植体数远远不够，一些作者仍报道了成功的上颌牙列缺失的即刻负荷（Levine等，1998；Jaffin等，2004；Ibañez等，2005；Gallucci等，2004；Ostman等，2005）。这些作者指出只要正确地选择治疗方案和筛选患者，就可以获得修复效果的高预期性。上颌全牙弓即刻负荷的推荐技术着重于获得最大的种植体稳定性、使用粗糙表面螺纹种植体、理想的咬合控制以达到种植体所受最小侧向力和最大咬合稳定性。

早期负荷

虽然上颌牙列缺失病例早期负荷的信息量较少，但不断增加。Chiapasco（2004）总结了有限的资料，指出上颌种植体早期负荷的成功率在小样本病例资料中达到89%～100%。而后Fischer等（2004；2006)和Nordin等（2004）的前瞻性研究指出早期负荷的固定修复种植体具有非常高的成功率和存留率。Jungner等（2005）比较了粗糙表面种植体和机械光滑表面种植体早期负荷的效果。他的团队注意到粗糙表面种植体成功率略高，但是资料中并未单独列出在上颌牙列缺失的成功率。

Raghoebar等（2003）报道了骨增量之后进行覆盖义齿修复的患者组1年后的成功率大于95%，而他们原以为会降低种植体的可预期性。

2.2.5 单颗牙缺失间隙

常规负荷

Cochran（1999）进行了常规负荷种植体的资料分析，证实粗糙表面种植体植入口内任何单颗牙缺隙中都可以获得高成功率。尽管综述目的不是评价或比较负荷方案，但是他总结了截止到当时已经发表的相关数据。其他关于单颗牙种植常规负荷的报道证实了常规负荷的高预期性（Levine等，1999、2002；Haas等，2002；Levi等，2006a、b）。Romeo等（2002）发表了187颗单牙种植体的7年列表分析。其中，3颗种植体在愈合过程中失败，另外6颗在随访时脱落，导致最终成功率和存留率分别为93.6%和96.77%。当仅评价修复后负荷的种植体时，结果分别增至96.18%和99.35%。

即刻负荷/修复

单颗或多颗种植体的即刻负荷少有报道。Calandriello等（2003）属于这类少数作者之一，故意使即刻修复体发生直接咬合接触。他们报道所有种植体在6个月时的存留率为100%，很多种植体随访期达到2年。相反，对这些类型病例绝大多数文献不推荐修复体在愈合期发生直接咬合接触。尽管如此，种植体通常仍然受到生理性力量的作用，包括颊肌和舌肌等肌肉的作用以及通过食物团块传导的咬合力量。

众多作者评价了即刻修复种植体的成功率和存留率，包括在已愈合的牙槽窝和拔牙窝内即刻植入的种植体。本工作组Ganeles和Wismeijer（2004）报告中的表2总结了截止到2003年中期的可用数据。2004年以后发表的文献中的数据与其相符（Barone等，2006；Schwartz-Arad等，2007）。需要特别注意的是，Ericsson等（2000）、Rocci等（2003a）和Chaushu等（2001）作者的报告中失败病例很少。这些作者的结论是植入拔牙窝后可预期性降低是因为拔牙和植入种植体时存在根尖或牙周病变，并且使用的是机械光滑表面种植体或压入式

羟基磷灰石涂层表面种植体，现在已经不再使用这种种植体。

早期负荷/修复

一些研究证实了单颗种植体早期负荷或修复可以取得高预期性。Cochran等（2002，2007）、Roccuzzo等（2001）、Cooper等（2001）、Testori等（2002）的研究从2001年起应用粗糙表面种植体。多数报道并未将连续多颗牙和单颗牙种植分开。当别人主要研究6~8周修复后牙区时，Cooper等（2001）单独研究了在3周左右修复前牙区单颗牙种植体。Turkyilmaz（2006）也报道上颌单颗牙种植体的3年成功率达到94%。其余作者报道的骨结合成功率都在96%~100%。Cochran（2002）和Roccuzzo（2001）注意到少量"个案"在旋入最终基台时发生疼痛，但是经过再次愈合一段时间后可以恢复牢固。这些作者对于Ⅰ、Ⅱ和Ⅲ类骨的病例愈合6~8周后以35N·cm扭矩拧入基台螺丝作为其负荷方案的一部分。Cooper团队没有发现种植体松动，但在3周时将扭矩限制到20N·cm。

Roccuzzo和Wilson（2002）报道了改良的外科方案以便在上颌后部Ⅳ类骨位点进行早期负荷。他们建议应用骨挤压器械预备位点，并进行无干扰愈合。6周后，用手拧入修复基台，完成临时修复但无咬合接触。再经过6周的愈合期，以35N·cm扭矩再次拧紧基台并完成最终修复体制作，形成完全咬合接触。应用这一技术，他们获得了接近97%的种植体成功率。

单颗种植体的常规、即刻或早期负荷都涉及种植体初始稳定性。已经明确，在所有的负荷方案中，种植体植入时的稳定性是决定骨结合或种植体失败最重要条件之一。这对单颗种植体早期或即刻负荷/修复的考量尤为重要。很少有机会可以保护种植体免受咀嚼或功能力量的影响，从而导致在种植体完全愈合之前发生不利的动度。不像全颌修复，可以用跨牙弓或多颗种植体夹板进行稳固，单颗种植体必须拥有充分稳定性。

尽管没有充分的文献支持，但可想而知将更粗糙表面和更深螺纹的较长而粗的种植体植入质量

更好的骨内，其稳定性会更好。而无论是植入扭矩测量还是共振频率分析（RFA），初始稳定性不佳的种植体都可受益于较长愈合时间的早期或常规负荷方案。现在还没有用于计算不同负荷方案所需种植体稳定性临界值的客观研究。此外，每种种植体的形状、表面和设计在愈合特征方面的区别都很微小，因此不可能确定特定的负荷规则。

美学因素

和其他类型的种植修复相比，单颗牙种植修复总是有更加强烈的美学要求。如果是前上颌单颗牙种植修复，假定邻牙为天然牙，就必须达到与之匹配的美学种植修复效果。和其他病例类型相比，单颗牙种植修复的牙龈（粉色）美学效果总是和成功与否相关联。"国际口腔种植学会（ITI）口腔种植临床指南"第一卷深入讨论了牙种植学的美学考量（Buser等，2006）。

对此修复类型的要求更加苛刻，不只是获得软、硬组织生理性平衡和种植美学相关因素变得尤为重要（Buser等，2004；Belser等，2004；Grunder等，2005）。按照逻辑推理，在没有造成大量骨缺损的拔牙位点的早期修复方案似乎比常规方案能更好地维持牙龈结构。有大量常规或延期修复的病例，需要通过移植和塑形程序重建牙龈轮廓和龈乳头形状。一些作者记录了即刻种植并即刻修复后的美学变化，通常在短期内出现0.5~1.0mm的龈退缩（Kan等，2003；Hui等，2001），但这不被视为具有显著意义。而更为重要的是，采用常规负荷进行种植体愈合的病例，种植体周围组织退缩的测量显示这些变化是持续的（Grunder，2002；Small和Tarnow，2000；Choquet等，2001；Priest，2003；Juodzbalys和Wang，2007），说明种植体早期或即刻修复本身并不会影响治疗的美学效果。

有充足证据可以预期美学区单颗种植体即刻修复可获得骨结合，但是美学效果预期良好的资料并不多。必须有一个详细的美学风险评价（Buser等，2006）和位点分析共同确定最合适的负荷方案。如果考虑快速负荷方案，需要考量并评价所有增量治疗的重要性和可预期性，以确定合适的修复方法或负荷时机。

2.2.6　多颗牙缺失间隙

常规负荷

很多关于牙列缺损的文献没有区分单颗牙和小范围的多颗牙修复。在生物力学方面，同一区段内这两者情况相似。这些种植体和修复体不能像全颌修复那样，获得跨弓稳定或牙弓曲线对侧向力所形成的稳定作用。反而言之，直到种植体获得继发愈合之前，主要依靠种植体和周围骨壁之间形成的初始稳定性。

现有充分资料可以证实牙列缺损病例常规负荷的效果。Lindh等（1998）发表的牙列缺损病例的荟萃分析指出种植体的7年成功率为85.7%，存留率为93.6%。Lekholm等（1999）报道1985年7月到1987年4月间植入的机械光滑表面种植体的10年存留率为92.6%，累计存留率上颌和下颌分别为90.2%和92.6%。Naert等（2002）报道1956颗机械光滑种植体的累计存留率是91.4%，全部为牙列缺损病例，随访时间为16年。其他作者报道的新种植系统在较短时间内的成功和/或存留率更高。包括Buser等（1997）、Fugazzotto等（2004）人的报告7年存留率最高可达到99%。

即刻修复/ 负荷

类似单颗种植修复体的处理，多单位修复体通常也不完全发生咬合功能。几乎所有资料都是关于即刻修复而不是即刻负荷的。一项例外是最近由Schincaglia 等（2007）发表的，戴入的修复体存在"轻度正中咬合接触"。他们的研究是随机对照研究，患者接受的是下颌后部固定种植修复的即刻负荷。部分种植体为机械光滑表面，其他为氧化表面种植体。他们也记录了最大植入扭矩和种植体稳定值（Implant Stability Quotient, ISQ）。负荷1年后，22颗机械光滑表面种植体中20颗获得成功，20颗氧化表面种植体全部获得成功。两组ISQ和植入扭矩相似。作者的结论是：多数情况下牙列缺损患者下颌后部植入氧化表面种植体，植入扭矩≥20N·cm和ISQ值≥60时可以即刻负荷。

Rocci等（2003b）也证实氧化表面种植体与机械光滑表面种植体相比，在牙列缺损病例的成功率更高。同时，也有一些关于牙列缺损病例即刻修复的报道。Calandriello等（2003）和Degidi和Piattelli（2003）等许多作者都报道了高成功率。他们推荐的一点是种植体数目要多。Calandriello推荐1颗种植体对应1颗缺失牙，Degidi则推荐1颗种植体在上颌和下颌分别对应1.4和1.5颗缺失牙。这并非循证性结论，而是代表了作者的临床判断。这些关于牙列缺损病例的研究没有注重美学效果，也没有使用适用于下颌切牙区的细种植体。

早期负荷

一些作者证实早期修复方案的高预期性。Roccuzzo等（2001）评价了TPS表面种植体常规负荷和SLA表面种植体6周时负荷。结果68颗早期负荷的Straumann SLA种植体中的4颗在6周时没能达到充足扭力，但是再经过6周愈合则获得充分扭力。1年时随访，所有种植体的负荷均获得了成功。Cochran等（2002）、Testori 等（2002）和Nordin等（2004）都报道了早期负荷的微结构表面（microtextured-surface）种植体存留率超过97%。在一项多中心临床研究中，Cochran等（2007）报道早期负荷的喷砂酸蚀（SLA）表面种植体3～5年存留率>99%。应注意到上述研究中剔除了骨质较差者，而骨质差时需要延迟到3个月后负荷，这被认为属于常规负荷。

Jungner等（2005）研究了不同表面种植体及负荷方案的结果，发现早期或常规负荷的氧化表面种植体全部获得骨结合，但是195颗机械光滑表面种植体中有7颗失败。文中没有进行统计学分析，但尽管在采取更具挑战性的负荷方案时，结果仍显示粗糙表面更为有利。Gotfredsen和Karlsson（2001）也报道了相似的结果，每个病例所戴入的早期负荷的固定修复体中至少有1颗为光滑表面和1颗为喷砂表面种植体，5年后64颗机械光滑表面种植体中的3颗（4.9%）失败，但是粗糙表面种植体全部获得了成功。其他所有研究团队获得的临床参数相似。

2.2.7　结论

通过系统的文献回顾，可发现有大量关于种植体成功、存留和负荷方案的病例报道和系列研究。在这一领域开始出现一些设计合理、操作严谨的研究，并经过统计学分析获得了明确结论。但是，这些信息中的大多数仍不足以进行系统性分析。最近试图得出种植体成功与负荷方案相关结论的有Jokstad和Carr（2007）、Del Fabbro等（2006）、Attard和Zarb（2005）、Nkenke和Fenner（2006）以及Ioannidou和Doufexi（2006），但基本没有得出可靠性结论。

当然，从这些主要的信息中可以得到强有力的推论，包括：

- 倘若控制了某些特定因素，所有病例类型的种植体都可以在负荷和非负荷状态下愈合。
- 倘若患者的其他因素都是有利的，有充分的信息支持下颌牙列缺失的即刻负荷可作为合理的治疗选择。
- 在所有负荷状态下，粗糙表面种植体的成功率高于机械光滑表面种植体的成功率。
- 由初始稳定性所获得的种植体稳固不动对愈合期获得成功的骨结合至关重要。
- 获得成功的结果需要合适的种植体数量和分布。
- 伴有或不伴有临时修复的即刻种植，均可导致唇侧骨丧失和牙龈退缩，对某些患者而言，美学考量意义重大。

从文献中难以得到的信息包括：

- 文章的作者都是这一领域中经验丰富和技术高超的外科及修复医生，都拥有开展复杂治疗的最佳资源。
- 高风险治疗方案，例如即刻负荷，其治疗效果对于经验或知识较少的医生可能难以复制。
- 报道的结果源自为了获得成功而进行预先筛选的病例。有技能和经验的医生各自进行风险评估，排除了不合适的病例。目前，没有已发表的风险评估方针帮助确定负荷方案。

- 即使成功率可能相似，但某些病例类型更容易达到预期。例如，下颌牙列缺失的即刻负荷易于上颌牙列缺失的即刻负荷。

- 尚不知晓即刻或早期负荷对骨结合所需的初始稳定性阈值，不管是ISQ 还是植入扭矩测量值。

- 除了个别病例类型，仍无种植体的最佳数量、分布和位置的记述。

- 全身情况或疾病的影响，包括年龄、糖尿病、应用激素、骨质疏松或代谢疾病，与负荷方案的相关性仍未予以考虑。

- 尚不知晓不同负荷方案对移植骨的影响。

- 环境因素比如吸烟或磨牙症，对负荷方案的影响无充分报道。

- 对骨结合和软组织稳定性的影响，生物类型与负荷方案的相关性是未知的。

- 牙周状态以及即刻种植对长期成功负荷的影响，仍然是未知的。

最后，为了有利于种植治疗，每位医生有责任为自己制订一个常规。这一常规应结合诊断和患者期望值以及医生的经验、能力和知识，同时还要加上现在可供参考的治疗方法，形成治疗方案。精通科学文献是制订这个常规的重要组成部分。

3 牙列缺损患者种植治疗前评估和计划的一般原则

D. Morton, W.C. Martin, D. Buser

3.1　治疗风险表的总结

　　牙列缺损患者的治疗方案对于获得合适的、令医患双方都满意的效果非常关键。要提高治疗的可预期性，在制订治疗方案时应常规考量很多因素。对成功的治疗效果而言，"治疗效果控制因素"是影响风险是否存在的最主要因素。每项治疗效果控制因素都可能降低治疗质量，因而需要有目的地评价每项指征。

　　表1总结了与牙列缺损患者治疗的相关风险因素。根据详细的治疗前分析，可以建立每个患者的个体风险表。

表1　牙列缺损患者治疗的相关风险因素

治疗效果控制因素	风险因素	风险程度		
		低度	中度	高度
医生	技能和教育	接受过正规的毕业后培训，或高水平种植专业继续教育的有经验的医生	接受过适中的种植专业继续教育的有经验的医生	接受过有限的种植专业继续教育的无经验的医生
	经验	丰富的种植专业临床经验	适中的种植专业临床经验	有限的种植专业临床经验
患者	全身风险因素	存在全身疾病风险因素	存在全身疾病因素，但得到控制存在得到控制的牙周	存在阻碍或减缓种植体骨结合的全身因素和吸烟
	牙科风险因素	不存在牙周或咬合疾病，口腔卫生维护和依从性好	或咬合疾病史，口腔卫生维护或依从性一般	存在牙周或咬合疾病，口腔卫生维护或依从性差
	解剖风险因素	Ⅰ和Ⅱ类骨，☆龈距离充足，对颌牙列良好	Ⅲ类骨，龈距离不佳，对颌牙列不理想	Ⅳ类骨，龈距离不足，不利的错𬌗畸形
	美学风险因素	低度（基于ERA）	中度（基于ERA）	高度（基于ERA）
外科方案	文献和证据	微粗糙表面种植体的Ⅲ型和Ⅳ型种植	微粗糙表面种植体的Ⅱ型种植	微粗糙表面种植体的Ⅰ型（即刻）种植
困难程度	SAC分类	简单	复杂	高度复杂

3.2　治疗效果控制因素和风险因素

治疗质量最准确的控制因素是临床医生。一定不能低估医生的技能、对细节的注意能力以及经验的重要性。通常，接受过高水平的口腔外科、牙周和/或修复培训的医生，或接受过高水平的种植专业继续教育培训的医生能够更好地为中至重度风险的患者提供治疗。

应该鼓励具有中等临床经验、接受过中等水平的种植和全科牙医学继续教育的医生，处理具有低至中等风险的患者。这些医生更易于认识到所涉及的专业需求，更易于接受小组式的治疗方式和以修复为导向的种植理念的治疗方案。

只接受了有限的种植专业继续教育并且没有经验的医生，只能治疗低风险患者。要想提高治疗难度，这些医生应该寻找有经验的导师并接受进一步教育。

对患者进行设计和治疗时应尽可能鼓励小组式的治疗方式，以便让医生增加经验以及为接受教育创造更多机会，同时还可避免并发风险和影响治疗成功。

另一项关键的治疗效果控制因素是患者。患者的全身状态要始终作为治疗前评价分析的一部分。因为种植体负荷要将应力传导到支持组织上，要特别重视全身疾病降低这一能力的情况。这些因素包括糖尿病、免疫性疾病、骨疾病及吸烟。

患者的牙齿状态是基本因素。牙周疾病存在与否（过去和现在）和患者对治疗的反应都应得到注意。咬合类型和咬合异常存在与否也很重要。戴入最终单个或多个修复体后，应常规评价通过口颌系统（stomatognathic system）正确地分散咬合负荷的能力。

患者口腔卫生水平和保持牙科健康的能动性也会影响到治疗效果。患者口腔卫生状态不理想且能动性较低时，在开始种植治疗前需要进行行为矫正。这一风险因素对于保持整个牙列的健康和完整至关重要，而不是仅针对计划中的种植和修复。

最后，当进行修复设计时，位点的局部解剖也是一项重要的考虑因素。归类为Ⅰ类和Ⅱ类骨的患者，通常可观察到高种植体存留率，从而以相对较低的风险接受多种负荷选项（表2）。种植体存留的风险，特别是愈合早期阶段，支持种植体的骨质较差时风险较高。记载的种植体失败多数发生在修复体负荷之前或之后短期内，并且经常与骨质较差有关。应将重点放在种植体表面处理和骨质两个方面，因为Ⅲ类和Ⅳ类骨内的短种植体对某些种植体系统会导致较高的治疗风险，尤其是伴随快速负荷方案时（表2）。因此，建议短种植体进行快速负荷时，应该是更加成熟的骨。

表2　Lekholm 和Zarb的骨密度/骨质分类（Lekholm和Zarb，1985）

骨皮质	骨松质	类型（骨密度/骨质）
整个颌骨均为骨皮质	少量致密骨小梁	Ⅰ类
厚层骨皮质	致密骨小梁	Ⅱ类
薄层骨皮质	致密骨小梁	Ⅲ类
薄层骨皮质	疏松骨小梁	Ⅳ类

依据治疗计划，牙列缺损患者也可以分类为简单、复杂或高度复杂。这一分类首先由瑞士种植学会提出，并在最近的国际口腔种植学会（ITI）共识研讨会上进行了专题讨论，可客观地判断患者口腔状况和可能存在的治疗难度。

通常，种植体仅在组织健康和确认获得充分稳定性时负荷。不幸的是，种植体健康和稳固变成了"骨结合"这一名词的同义词。然而，这是不准确的，因为骨结合最初的定义要求种植体能够支持功能性负荷。如果种植体植入后稳固并且其他主要方面都是有利的，可以接受即刻负荷。这同样适用于早期修复和负荷，特别是当种植体具备新的粗糙化或化学改进的表面特征。应注意到种植体无论即刻植入拔牙窝，还是骨密度较低的位点，基本上都获得了存留。有关种植体长期支持修复体的能力，能够令患者和医生完全信服的证据并不多见。正因如此，本书中所有建议都假定负荷时种植体健康而稳定。种植体植入时机对治疗效果的影响将在另卷中讨论。

出于以下原因，认为后牙区单牙种植体常规和早期负荷是简单病例（图1）。首先，患者的期望通常仅限于提高缺牙位点的咀嚼效能和避免食物嵌塞。在多数病例，可以只使用临时修复体。此外，他们对美学、发音、面部支持和自尊心的要求较低。相邻牙和余留牙列常可提供额外的咬合支持，降低了过度负荷的可能性。

医生所熟悉的粘接固位修复体也适用于这类修复。所使用的组件最少，风险较低；多数情况下将其推荐为临时修复体，不影响治疗效果；也易于适应种植体植入位置的微小偏差，并且不会影响其修复能力。

即刻修复后牙区单颗种植体被归为复杂类。需要额外地关注细节，因为骨和周围软组织的愈合会受到修复体质量及负荷方式的影响。咬合平衡尤为重要，因为种植体初始稳定性将在愈合的前几周内逐渐降低。在此阶段，咬合负荷能够诱发不期望的种植体动度而造成种植体失败。通过咬合设计分散力，这要求医生具有更高的技巧和经验。

前牙区单颗种植修复更加复杂，并可根据负荷方案归为复杂或高度复杂类（图2）。对许多患者，美学效果极为重要，恰当的术前分析需要包括美学风险评估，就如"国际口腔种植学会（ITI）临床治疗指南"第一卷中的描述。对种植成功而言，只获得种植体和修复体的存留并不够，也不能说保证了最佳效果。修复体必须与患者面部及微笑相协调，必须获得健康的种植体周软组织（短期和长期），而且必须精确模拟缺失牙的色泽、光学特征和外形（Belser 等，2004）。为了获得这些目标，要求医生具备更深层次的知识，除牙种植学外还包括牙齿美学。

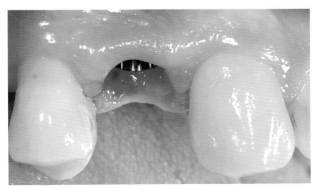

图1　上颌右侧第一前磨牙的单颗牙种植

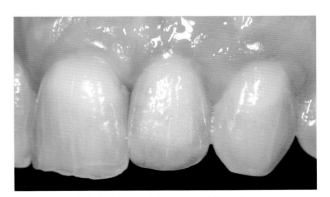

图2　4年后随访时的上颌左侧侧切牙种植修复体

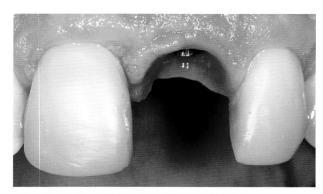

图3　塑形后的上颌左侧中切牙位点周围的过渡带

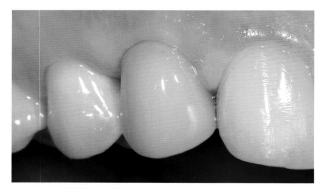

图4　上颌右侧尖牙种植体的即刻修复

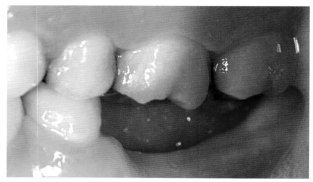

图5　下颌左侧第一、第二磨牙位点种植体植入和修复时受限的
𬌗龈距离

特别重要的是清楚地了解种植体周围软组织及其行为。过渡带（从种植修复体边缘到口腔内的黏膜边缘）对修复体的反应常常是限制或实现治疗成功的因素（图3）。

美学区种植修复，必须更加详细地了解修复结构的组件及其使用。由于牙龈结构在外形上更接近弧线形，应该在种植体平台上水平使用机械加工和螺丝固位的组件进行临时和最终修复。这常会造成修复设计、印模制取和技工室加工程序的复杂化。

即刻修复前牙区单颗种植体，特别是在上颌，被归为高度复杂类（图4）。需要对软组织反应有最深刻的理解。临时修复体外形过凸或不足都会导致软组织外形不可逆的改变，损害美学效果。要使即刻临时修复体获得良好的软组织反应，这些操作就只能由经验丰富、技术成熟以及接受过培训的医生进行，因为这些治疗伴随着美学风险。

种植体支持的修复体治疗连续缺失的多颗牙位点则更具有挑战性。在后牙区，更多的挑战常来自于印模和操作困难。选择独立的种植修复体，还是连接在一起的固定修复体的治疗方案，需要医生有更高学识水平。对颌牙、龈距离和种植体位置差异都会增加治疗难度（图5）。优势型也很重要，在某些病例中，前导可帮助医生控制咬合负荷，而组牙功能（特别是磨牙症患者）很难实现咬合控制。

在后牙区，即刻修复相邻多颗种植体被归为高度复杂类。这些修复体通常要承担更大的功能性负荷并受到更少的余留牙的保护。此外，需要临时修复体具有恰当的被动就位，这对医生、有时包括技师的技能有更高要求。应该在术前就确定这种即刻修复的治疗程序是否能有益于患者，尤其要注意种植体失败的可能性。

在前牙区，特别是强调美学效果的种植位点，治疗难度更大。对于接受过高水平的种植和美学培训的医生来说，可以将常规和早期负荷归为复杂类。以修复为导向和三维位置正确的种植体植入是该区域治疗的前提条件，因为种植体的位置和使用的手术方式是影响修复效果的决定性因素。

在前牙区，对连续多颗牙缺失强制性地戴用临时种植修复体的目的，是为了保证过渡带成熟以及形成最佳的穿龈轮廓和软组织形态。多数情况下，由于这类病例需要螺丝固位以及精确地制取印模和技工制作而增加了技术难度。

在上颌前部，连续牙缺隙的种植体即刻修复应该留给经验丰富的种植医生，因为他们充分掌握了美学牙科的原则。即刻修复或负荷对患者的益处是十分明确的，但同时强调具有持续性软组织退缩的风险。进而，因为控制负荷不偏离轴向非常困难，所以前牙区即刻修复可能与无原因的种植体存留风险相关。因此，术前评估时患者的依从性是一项重要因素。

虽然在本指南中没有将种植体植入的外科程序作为一项基本考量，但对此类患者进行治疗前评估时不可以排除这一因素。虽然即刻种植体植入（Ⅰ型）已经认为可以获得预期的存留，但是软组织和唇侧骨组织反应仍存有争议（Hämmerle 等，2004）。植入质量较差的硬组织和软组织内的种植

修复体可能因为这些组织对手术的反应以及上述因素而复杂化。因此对接受即刻种植的大部分患者都建议常规和早期负荷，从而有利于观察种植体植入后的组织反应。只在极少数情况下即刻植入种植体可以考虑进行即刻修复或负荷，而且只向接受了高水平教育、具备高水平判断力和技能的医生推荐。

种植体和修复部件的选择对于决策过程很关键。以往提出的常规修复和负荷方案都是基于光滑表面种植体，并且其主要考量为种植体存留率。由于改进了种植体表面和连接方式，也修改了负荷方案。负荷方案的许多修改建议都在常规临床应用之前得到了基础研究、动物实验和临床研究的支持。微粗糙化表面种植体在6～8 周时负荷或修复（早期）得到了充分证实。只要有可能，临床医生都应该考虑根据选择种植体的科学证据进行即刻或早期负荷。进一步改进种植体表面是有希望的。尽管目前资料中的样本量较少、时间较短，仍然证明经过化学处理的种植体表面可以提供在即刻和早期负荷方案中承担功能性负荷的能力。由于种植体表面与负荷方案相关，因此，其重要性将不断增加。

3.3　影响负荷方案决策的因素

在种植体植入后的任何时间都可以负荷。如上所述，应该根据患者的个体情况进行仔细评价和决定使用即刻、早期还是常规负荷方案。以下将试图确定并讨论在特定临床情况下，会影响医生正确选择负荷方案的重要因素。

这些因素可分为五大类：

- 支持负荷方案的文献（数量和质量）。
- 负荷方案对患者的益处。
- 负荷方案的并发症风险。
- 负荷方案的治疗难度。
- 负荷方案的成本效益。

本卷第4章将提供治疗病例。治疗病例将根据位置（上颌和下颌远中游离缺失，单颗前牙和后牙缺失，多颗前牙连续缺失）和负荷方案（常规、早期或即刻）分类。对每种临床指征都将使用以上提到的各种因素比较不同负荷方案，以便为选择负荷方案提出建设性建议。

3.3.1　科学文献

所有与种植相关的临床治疗程序都应得到科学证据的充分支持。由于证据水准不同，本治疗指南将对可以使用的证据进行简要解释，并同时考虑文献的时间和水平。目的是形成可用于临床的结论和建议。

当超过5年随访的临床研究发表在同行评议类杂志，即可认为该负荷方案具备可信的证据。当一项治疗程序仅存在短至中期（1～3年）的临床研究则认为是一般性证据。没有临床研究或只有病例报道的文献，则认为没有科学依据。

3.3.2　对患者的益处

所有临床决策都应当有利于患者。早期或即刻负荷方案缩短治疗时间就是有利于患者。通过早期或即刻戴入种植体支持的修复体，在种植体愈合期间改善了患者的舒适程度和咀嚼功能。对具备临床适应证的患者采用合适的即刻负荷方案可以将益处最大化。

也可以观察到早期或即刻负荷方案的美学优势，特别在上颌前部。这一优势包括增强了软组织塑形、成形和成熟，和常规负荷方案相比达到了最佳美学效果。负荷方案的选择以及种植位点的设计对患者的益处，将在第4章对患者的陈述中分为高、中或低度。

重要的是，应注意早期和即刻负荷方案与并发症发生率的增加和/或其严重程度相关，包括骨和软组织丧失以及难以预期美学效果。极少数情况下，渐进性负荷方案与早期种植失败相关。就可能的并发症而言，任何益处都需要仔细推敲。

3.3.3　并发症风险

即刻和早期负荷方案可能与增加并发症的风险相关。最严重的并发症是早期种植体失败。通常解释是愈合阶段骨－种植体界面过载，导致种植体过度微动。骨量和骨质对维持种植体稳定性是一项重要的考量。通常，这些因素在不同的口腔区域或是否应用增量技术时而不同，在选择负荷方案时也要加以考虑。此外，应区别是否将种植体连接在一起（有效分散力）之间的区别。

在上颌前部，美学并发症是一项基本考量。这些并发症可能是硬组织和软组织愈合不理想的结果。组织对即刻和早期负荷反应的可预期性还存有疑问。当考虑上颌前部特殊负荷方案时，应该进行完整的美学风险评估，特别是要包括软组织生物型和硬、软组织不足等因素。

某些其他因素可能增加与负荷方案相关的并发症风险。全身和口腔健康状况，以及局部解剖和外科因素，都会增加这些风险。重要的健康因素包括系统性疾病和口腔疾病。拔牙后的种植体植入时机以及是否进行硬组织和/或软组织移植，将对选择何种负荷方案以及与之相关的风险程度产生影响。

3.3.4　修复治疗的困难程度

根据治疗前对患者的客观评估，治疗的修复程序可分为简单、复杂和高度复杂。重要因素包括全身和修复类两个方面。全身因素包括全身健康状态、心理社会学状态和是否吸烟。

修复类的特定因素包括上下颌之间的关系、前上颌的对称性、修复体的可用空间、缺牙间隙的近远中和唇舌向距离、咬合状况以及副功能习惯、种植体或种植体之间的位置、美学风险等。

3.3.5　成本效益

多数患者很关心种植治疗的总体费用。总体费用的影响因素包括术前计划、外科和修复程序、种植体部件、生物材料及技工室制作等费用。简单的治疗程序费用较低；复杂或高度复杂的治疗程序，因包含多个治疗步骤，通常会增加费用。因此只要有可能，就应该向患者提供能达到最佳效果和控制并发症风险并且经济实用的治疗方案。

4 各种负荷方案的临床病例报告

上颌或下颌后部的多颗牙非游离缺失和游离缺失

4.1　下颌后部多颗牙缺失固定修复的早期负荷方案

Y. Nakajima

　　55岁女性患者，前来会诊并接受治疗。主诉是下颌右侧第二前磨牙疼痛。患者否认有影响牙科治疗的系统或口腔病史。患者有慢性牙周炎病史，因此经常接受治疗。患者有良好的治疗依从性并重视口腔保健。

　　口腔检查见下颌右侧存在一个悬臂固定修复体，第二前磨牙和第二磨牙为固位体，第一前磨牙和第一磨牙为桥体。第二前磨牙为龋齿、固位体松动。放射线检查确定了龋坏范围，并且确认在第二前磨牙周围和第一磨牙桥体位点有充足骨量（图1）。

　　去除固定修复体后发现第二前磨牙破坏范围太大而不能保留（图2）。

　　该病例有几种治疗选项，包括：

　　方案1：第一前磨牙位点骨增量，而后分别在第一、第二前磨牙和第一磨牙位点植入种植体，并分别进行种植体支持的单冠修复，第二磨牙金属烤瓷冠修复。

　　方案2：第一前磨牙位点骨增量，而后分别在第一前磨牙和第一磨牙位点植入种植体，并进行种植体支持的固定桥修复（44，46），第二磨牙金属烤瓷冠修复。

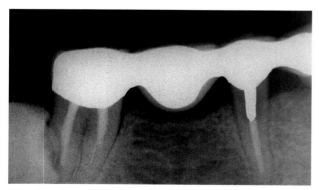

图1　治疗前放射线片，显示第二前磨牙龋坏范围，以及第二前磨牙周围和第一磨牙桥体下的骨高度

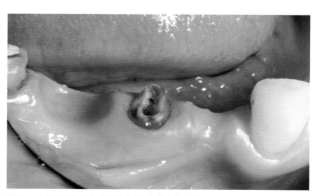

图2　去除固定修复体后的治疗前侧面观

方案3：在第二前磨牙和第一磨牙位点植入种植体，进行带有一个悬臂单位（44）的固定修复（44～46），第二磨牙金属烤瓷冠修复。

方案4：传统的可摘局部义齿修复。

患者不接受第一前磨牙位点的骨增量，并且选择固定修复。在考量所有治疗方案后，患者同意选择治疗方案3（2颗种植体带一个悬臂的固定修复）。预计第二前磨牙拔除后软组织与硬组织量充足，在位点即刻（Ⅰ型）植入种植体。

使用牙周刀和牙挺小心地拔除第二前磨牙，对周围软组织和骨组织的创伤做到最小化，拔牙后的位点适合种植体的即刻植入。将全厚黏骨膜瓣翻开，根据以修复为导向的方案，应用合适的模板，分别将2颗Straumann标准美学种植体植入第二前磨牙位点（体部直径4.1mm、长度10mm、标准颈修复肩台直径4.8mm）和第一磨牙位点（体部直径4.8mm、长度10mm、宽颈修复肩台直径6.5mm）。颗种植体均稳定，第二前磨牙位点种植体周围的水平向骨缺损<1mm（图3）。

然后放置愈合帽以确保穿龈愈合、缝合、关闭创口（图4）。

愈合6周后，对该患者的情况进行评价，软组织反应良好（图5）。

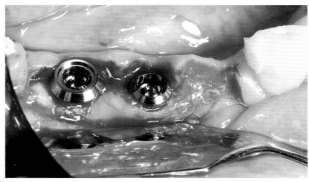

图3 种植体植入后，注意位于颊侧牙槽嵴高度的修复肩台边缘和有限的水平向骨缺损

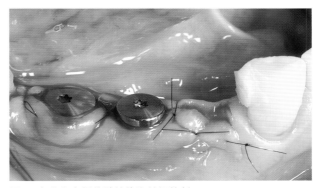

图4 安装愈合帽的种植体和关闭的创口

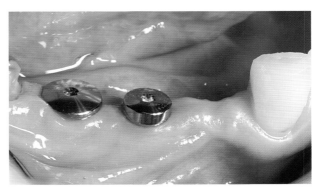

图5 种植体植入6周后的愈合帽以及软组织愈合

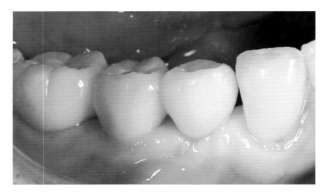

图6　螺丝固位的临时固定修复体

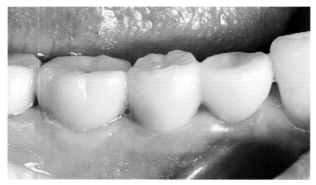

图7　戴入螺丝固位的临时固定修复体6周之后

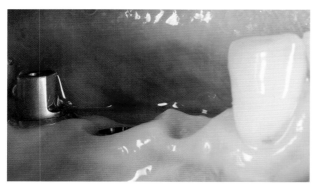

图8　戴入临时修复体6周后的软组织成形情况

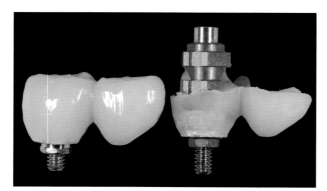

图9　个性化的螺丝固位八角印模帽和复制出的卵圆形桥

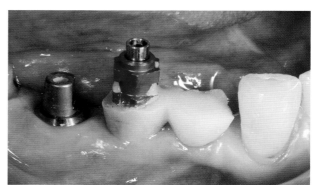

图10　戴入个性化印模帽

取下愈合帽，2颗种植体龈沟深度均小于3mm。放置印模帽以记录种植体肩台，正确地安放定位柱。制取聚乙烯硅氧烷印模来间接制作临时修复体。用丙烯酸树脂和桥用钛临时基台制作螺丝固位临时修复体，在种植体植入8周后戴入（图6）。悬臂单位在正中关系位和随意𬌯时均脱离咬合接触。在卵圆形桥体区域可见暂时性发白（不超过10分钟）。

临时修复体周围的软组织有额外6周的成熟时间（图7）。取下临时修复体后确认所有组织处于健康状态（图8）。

然后，制作个性化的印模帽，复制第二前磨牙位点种植修复体的穿龈轮廓和第一前磨牙卵圆形位点的穿龈形态（图9），并安装就位（图10）。之后，用聚乙烯硅氧烷制取终印模，灌制石膏模型。

在个性化的工作模型上安装2个粘接固位八角基台，制作高强度、有生物相容性的粘接固位的氧化锆基底（Zeno-Tec）（图11）。注意义齿的位置，饰面瓷的空间和连接面的大小，使之能充分地抵抗折断，尤其在悬臂区域。然后在基底上饰长石质瓷（图12）。仔细地控制修复体的穿龈轮廓以避免出现不合适的外形，提高美学效果（图13）。

在戴入时，确认咬合、美学和卫生学效果，并做必要修改（图14）。将可粘接的八角基台拧紧至35N·cm，用玻璃离子水门汀永久粘接最终修复体（图15）。安排患者3个月后复诊。患者对治疗结果完全满意。

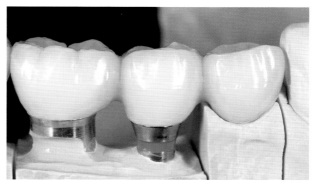

图12 在工作模型上的最终固定修复体

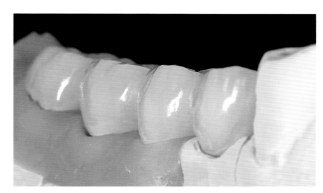

图13 最终固定修复体的颊侧观，显示出合适的穿龈轮廓

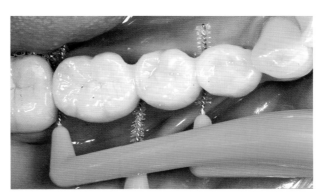

图14 试戴并确认口腔维护的能力

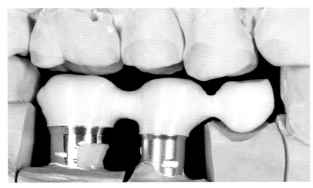

图11 高强度、有生物相容性的氧化锆基底，可见给长石质瓷留有足够的空间，并显示了连接体的大小

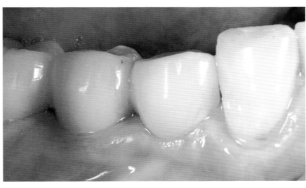

图15 刚刚粘接固位后的修复体

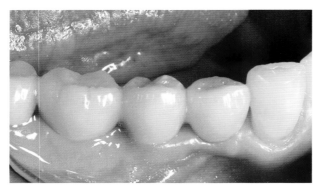

图16　18个月后随访时的固定修复体

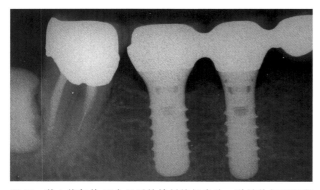

图17　戴入修复体18个月后的放射线根尖片。种植体邻面和卵圆形桥体区域的骨高度极其稳定

18个月复查时，口腔卫生维护良好，固定修复体没有并发症（图16）。

种植修复18个月后的放射线根尖片，显示骨组织极其稳定（图17）。

致谢

技工室程序

Isamu Saitou － CDT，IS Dental，Tokyo,Japan.

口腔卫生士

Yuki Seki － DH，Nakajima Dental Clinic.

4.2 下颌后部多颗牙缺失固定修复的早期负荷方案

W. C. Martin, J. Ruskin

2002年，27岁女性患者被转诊到诊所治疗已经出现问题的牙列。全身病史显示无影响常规牙科治疗的阳性征。患者表示无药物过敏史，近期没有服用药物。牙科病史限于治疗多个区域的反复发作的龋坏。患者坚持进行牙周复查和自我保健，但仍然难以维持一个健康的牙列。患者主诉是："我的牙齿经常碎裂，饮食时敏感。"

口内检查发现多颗牙的修复体周围存在继发龋，这些修复体均不超过3年。上颌和下颌左侧的大部分牙齿都可以修复，不需要牙髓或牙周治疗。但在下颌左侧尖牙至第一磨牙可见严重的继发龋并伴有严重的牙周炎（图1）。第一磨牙从远中舌面到远中颊面环形龋，并累及𬌗面。此外，龋坏延伸到龈下大约3mm。第二前磨牙表现为颊面、龈下继发龋以及𬌗面龋。第一前磨牙表现为颊面继发龋，延伸到龈下2mm，并患有𬌗面龋。尖牙表现为唇面继发龋，延伸到龈下1mm。

下颌左侧第一前磨牙至第一磨牙的放射线检查确认了继发龋的存在（图2）。放射片上没有发现有骨丧失或牙周间隙增宽。可见牙髓腔和根管，没有根尖周放射线透射征象。这些牙的电子牙髓活力测试显示活髓。

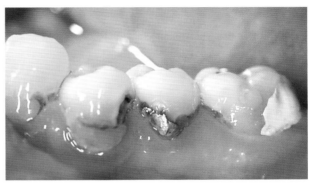

图1　下颌左侧尖牙至第一磨牙的侧面观

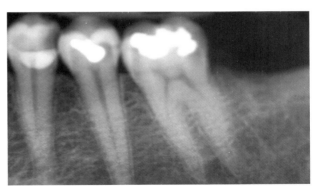

图2　下颌左侧第一前磨牙至第一磨牙的放射线根尖片

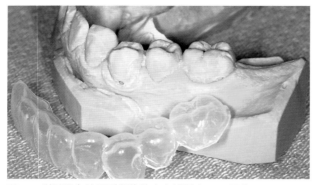

图3a　利用现存的牙列制作的中空模板（6mm厚）

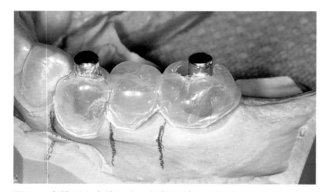

图3b　在模型上去除牙齿，根据设计的修复体和现存的牙槽嵴形态在理想的修复位置上放置导向杆（直径3.5mm）

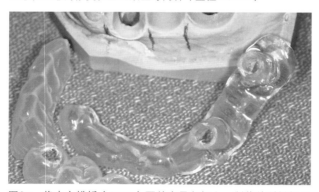

图3c　将中空模板（2mm）覆盖在导向杆上，制作外科模板用以帮助外科医生植入种植体

提出几种治疗计划，并和患者仔细讨论。根据患者要求，提供了一套常规治疗方案，如龋病控制、牙周治疗、牙髓治疗、冠延长和修复治疗，包括制作桩核后全冠修复。这种方案，除了费用昂贵外，患者由于其以往修复史也有所担忧。第二个治疗方案是拔除第一、第二前磨牙和第一磨牙，保存骨组织结构，在第一前磨牙和第一磨牙位点植入2颗种植体，用一个三单位固定桥修复。然而该方案可能被视为激进的治疗，但是基于该患者的牙科病史，认为可以获得最佳的远期预后效果。在价格方面，患者也非常乐于接受第二个方案。也讨论了其他保守治疗方案，结果都被患者所拒绝（图3）。

在技工室，用现存的牙列设计种植体的位置，制作外科模板以帮助外科医生在第一前磨牙和第一磨牙位点拔牙后利用可用骨，在理想的修复位置上即刻植入2颗种植体（Higginbottom等，1996）。

外科程序中，在对骨组织结构的保护下，使用牙周刀和牙钳拔除下颌左侧第一前磨牙和第一磨牙。拔牙后，用刮匙清理拔牙窝，并用生理盐水冲洗。检查设计的种植位点，确认皮质骨板完整。在外科模板下植入第一前磨牙和第一磨牙位点的种植体。因为是即刻植入种植体，所以选择锥形柱状种植体（Straumann AG）以达到最大的初始稳定性（图4）。戴入2个愈合帽并拍摄术后放射线片（图5，图6）。医嘱患者，并预约1周后复诊。

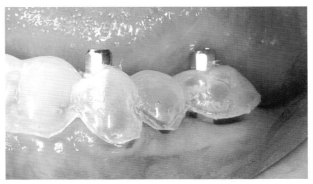

图4 放置外科模板，在取下种植体携带体之前确定种植体的最终位置

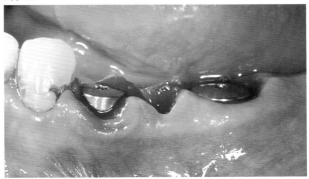

图5 植入后带有愈合帽的种植体

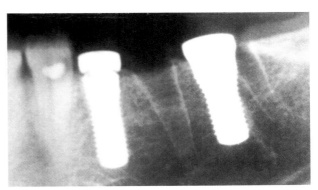

图6 术后放射线根尖片。下颌左侧第一前磨牙位点：4.1mm×12mm RN；第一磨牙位点：4.8mm×12mm WN

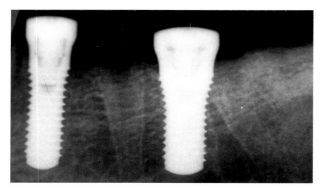

图7 种植体植入6周后的放射线根尖片

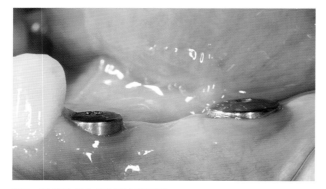

图8 种植体植入6周后的侧面观

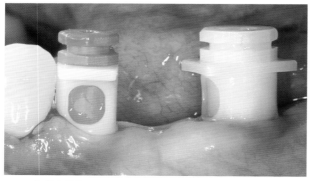

图9 安放印模帽和八角定位柱后的侧面观

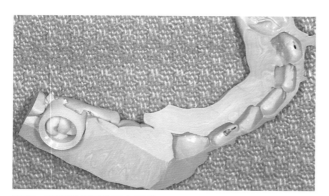

图10 带有印模帽的咬合记录

1周后复诊时，下颌左侧第一前磨牙位点的种植体愈合帽松动，因此用SCS螺丝刀拧紧。种植体植入6周之后，制取终印模。拍摄放射线片以检查拔牙窝愈合程度（图7）。在取终印模之前，比色并照相以利于和技工室交流。取下愈合帽，放置印模帽和八角定位柱（图8，图9）。制取聚乙烯硅氧烷印模并取咬合记录。如果最后一颗种植体的远中没有天然牙，则在远中最后一颗种植体上再安装1个印模帽，和咬合纪录一同取出，在石膏模型上起到第3个参照点的作用（图10）。安放愈合帽，预约下次复诊戴牙。

　　在技工室，将八角替代体小心地安装在印模帽上。在肩台周围注射人工牙龈至其硬化（图11）。去除多余的人工牙龈，在印模内灌注低膨胀模型石膏。将工作模型安装到殆架上，并选择八角基台。种植体为平行植入，可以使用可粘接的八角基台（图12）。用12沟槽钨钢钻预备基台以获得共同就位道并为金属烤瓷修复体预留足够的空间。制作一个有完整牙冠形态的蜡型（图13）。回切蜡型以获得均匀的瓷层厚度（图14）。修整蜡型、包埋，并用贵金属烤瓷合金铸造（图15）。烤瓷，完成修复体制作（图16，图17）。

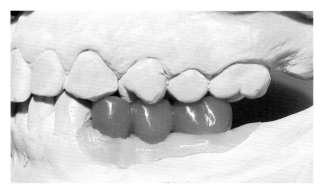

图13　有完整牙冠形态的蜡型侧面观

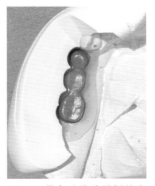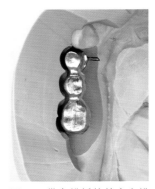

图14　带有硅橡胶模板的完整牙冠蜡型回切后的殆面观　　图15　带有模板的基底在模型上的殆面观

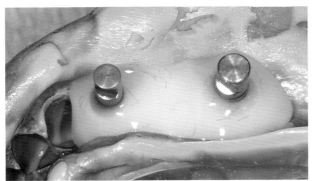

图11　带八角替代体的终印模

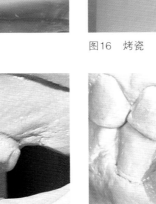

图16　烤瓷

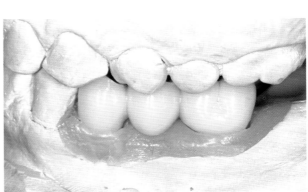

图12　安装可粘接八角基台之后、调改前的侧面观

图17　戴入模型的固定修复体

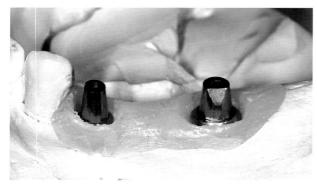

图18　在模型上完成预备的八角基台

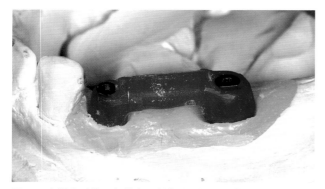

图19　在调磨后的八角基台上制作的丙烯酸树脂导板

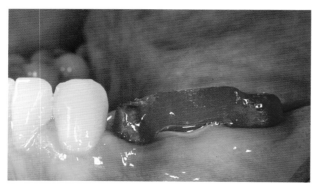

图20　将转移导板安放在种植体上

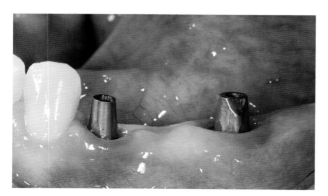

图21　用棉球和暂封材封闭之前，调磨后的八角基台

将种植体支持的固定修复体返回临床之前，制作基台定位或转移导板使八角基台能精确就位于种植体上。通常，对支持固定修复体的多个基台进行预备时，由于会有多个方向，它们可能很难精确就位于种植体上。制作的丙烯酸树脂转移导板可以捕捉基台在模型上的方向，有利于基台在口腔内的精确就位（图18，图19）。

戴牙时，卸下愈合帽，用水气枪清洁种植体肩台。将带有八角基台的转移导板安装到种植体上（图20）。用手拧紧基台，将固定修复体安放在种植体基台上。检查固定修复体的色泽、被动就位、邻间隙和咬合接触。确认色泽和就位满意后，将八角基台拧紧至35N·cm，并用棉球和暂封材封闭（图21）。

使用树脂改良的永久粘接剂粘接修复体。调𬌗后用金刚砂车针抛光（图22，图23）。拍摄放射线根尖片，预约患者复诊时间（图24）。

为患者安排严格的复诊计划并继续治疗其他患牙。4年后复诊时拍摄照片和放射线片（图25，图26）。

致谢

技工室程序

Todd A. Fridrich – Definitive Dental Arts, Coralville, Iowa, USA.

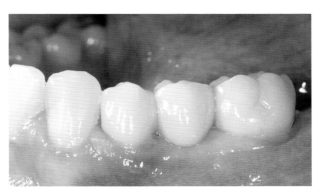

图22 固定修复体的侧面观

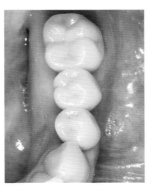

图23 固定修复体的𬌗面观

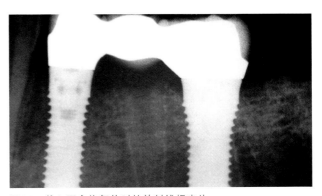

图24 戴入固定修复体时的放射线根尖片

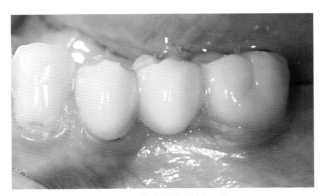

图25 种植体植入4年后固定修复体的侧面观

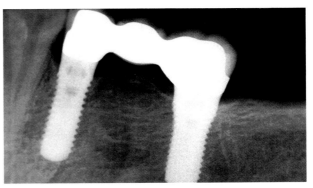

图26 戴入固定修复体4年后的放射线根尖片

4.3　上颌与下颌后部多颗牙缺失固定修复的常规负荷方案

G. O. Gallucci

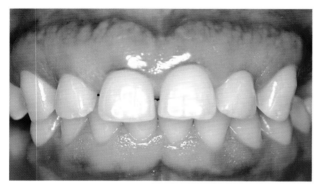

图1　咬合像前面观，前牙和剩余的后牙维持了垂直距离

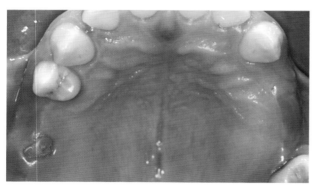

图2　上颌𬌗面观，上颌右侧第一磨牙位点可见牙残根

42岁女性患者，于2002年夏转诊日内瓦大学修复其上下颌后部缺失牙以及不能保留的牙齿。患者健康状况良好，无明显全身禁忌证。继发龋导致后牙缺失，无牙周病史。

口外检查，患者面容具有正常的生理学特征，包括正常的面唇部支持和协调的面部三等分。大笑时，患者显示中位笑线，上颌左侧缺牙间隙隐约可见。上颌前牙之间存在微小间隙（图1）。

患者主诉"咀嚼和说话时不适"，要求修复缺失后牙。考虑她目前的口腔状况，患者并不担心美观问题。患者拒绝活动修复，要求固定修复。

口腔内检查，患者双侧上颌和右侧下颌后牙区存在缺牙间隙。缺失牙包括：上颌右侧第一、第二磨牙和第二前磨牙，左侧第一前磨牙至第一磨牙；下颌左侧第二磨牙，右侧第二前磨牙至第二磨牙。上颌右侧第一磨牙位点可见牙拔除不完全而残留的牙根碎片（图2）。

放射线片分析显示下颌右侧第二前磨牙为近期拔除。这个发现对于种植体植入的设计非常重要。

放射线片显示，残根很小，位于黏膜内，无急性炎症征象。该牙列缺损患者的放射线片可见3个相似的多颗牙缺失间隙。上颌牙槽嵴在冠根向高度能够满足种植体的植入。下颌情况相类似，下牙槽神经位置较低，有充足空间植入种植体（图3）。由于临床评估显示良好的颊舌向宽度，所以通过曲面体层片和𬌗架上的诊断模型就足以达到诊断和治疗计划的目的。

计划用3个三单位种植体支持的修复体修复双侧上颌和下颌右侧后部牙缺失。正中关系时存在稳定的垂直咬合高度和咬合接触。多颗牙缺隙的大小均与3颗牙的间隙相符，为三单位修复体提供了合适的近远中向距离。因此，在每个多颗牙缺隙内植入2颗种植体（图4）。

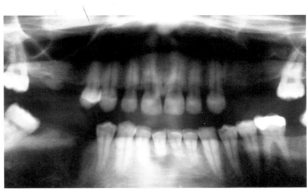

图3 曲面体层片显示充足的骨高度。在治疗计划中应该考虑到残留的牙根和下颌右侧第二前磨牙拔牙位点

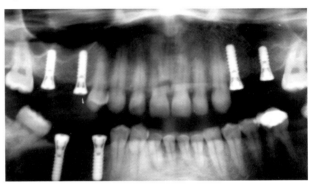

图4 术后放射线片。以修复为导向的种植体的分布能够保证制作三单位固定修复体

植入6颗Straumann标准美学种植体〔（体部直径4.1mm，长度12mm（15、24、45、47位点）和10mm（17、26位点），常规颈修复肩台直径4.8mm）〕。所有种植体均获得了初始稳定性，用非潜入式外科方法复位软组织瓣。为了提高缺牙区牙槽嵴的美学效果，种植体植入同期进行牙槽嵴颊侧骨增量。愈合期间，使用软毛牙刷，并嘱其在第1周用氯己定漱口以维护种植体。

愈合4个月之后，取下愈合帽，评估软组织状态（图5~图8）。

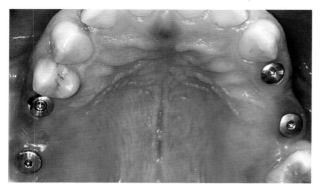

图5　上颌种植体无功能状态下愈合4个月后的临床所见

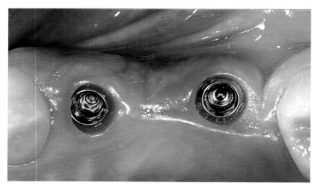

图6　上颌左侧第一前磨牙和第一磨牙种植体位点的近距离观，显示种植体周围黏膜的愈合状态

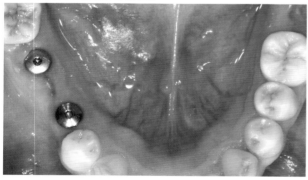

图7　下颌种植体无干扰愈合4个月后的临床所见

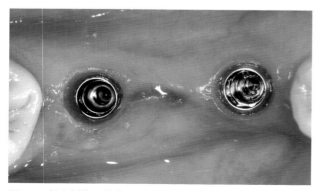

图8　下颌左侧第二前磨牙和第二磨牙种植体位点的近距离观，取下愈合帽后显示种植体周围软组织的愈合状态

临时修复对此类病例并不是必需的。整体的美学效果没有受到损害，咬合的垂直距离也很稳定。基于这些数据，决定直接进行最终修复以缩短整体治疗时间。

因此，制取终印模，上下颌应用两种不同类型的印模帽以制取种植体水平的上下颌终印模。由于上颌种植体植入稍深，因此采用螺丝固位的印模帽（图9）。下颌种植体植入较浅和种植体周围黏膜较薄，因此选用卡抱式印模帽（图10）。

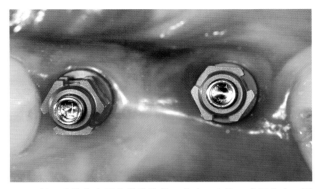

图9 制取种植体水平印模前的第一前磨牙和第一磨牙位点。用螺丝固位印模帽制取上颌开窗式终印模

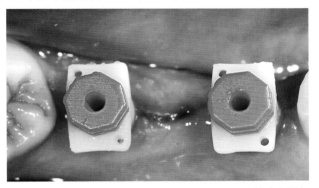

图10 制取种植体水平印模前的下颌种植体。用卡抱式印模帽制取非开窗式终印模

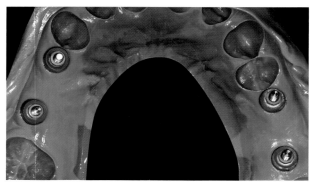

图11　上颌开窗式终印模，带有螺丝固位八角印模帽

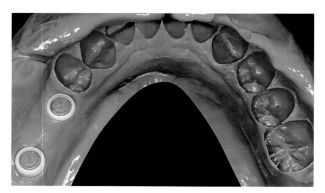

图12　下颌非开窗式终印模，带有卡抱式八角印模帽

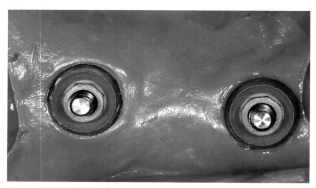

图13　上颌终印模，螺丝固位印模帽的近距离观

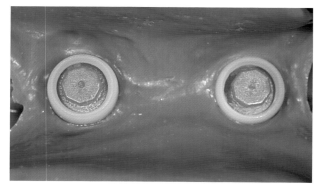

图14　下颌终印模，卡抱式印模帽近距离观

记录上下颌关系之后，重新将愈合帽旋紧于种植体上，预约患者1周后试戴基底冠。

灌注石膏工作模型时，在不同的八角印模帽上安装同样的替代体（图11，图12）。在取出的印模托盘中，印模帽可与种植体替代体稳固结合。一旦种植体替代体连接到印模帽上，抗旋转的内八角替代体的位置将复制出种植体的位置（图13，图14）。

灌注带有种植体替代体的工作模型并上殆架，然后选择永久性基台（图15）。在殆架上的工作模型上，种植体水平的印模为选择最适合的基台提供了可能。本病例中，根据所设计的修复体和咬合关系，选用5个4mm高实心基台和1个八角角度基台。

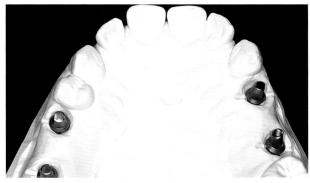

图15 上颌工作模型。转移到患者口内之前，固定修复体的整个制作过程中要选用永久性修复基台

用塑料基底（用于固定修复体，FDP）和八角基底（用于角度基台）制作金属基底。在永久性基台上直接制作基底（图16，图17）。4mm实心基台的塑料基底（用于FDP）的内部结构可以保证将制作的金属基底从模型上转移到患者口内，这就允许了固定修复体的被动就位（图18~图21）。

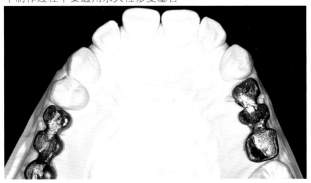

图16 上颌的金属基底

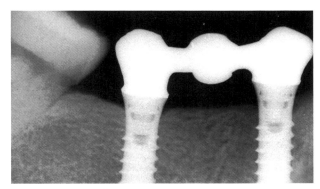

图17 下颌的金属基底

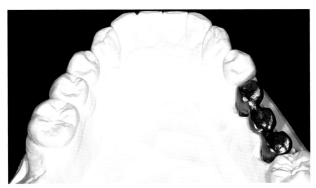

图18 试戴上颌金属基底

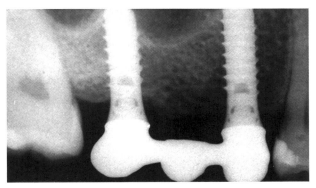

图19 放射线片评估下颌基底的边缘密合性

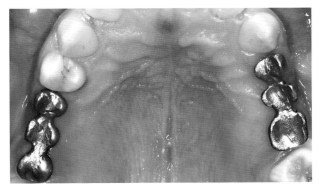

图20 放射线片评估上颌右侧基底的边缘密合性

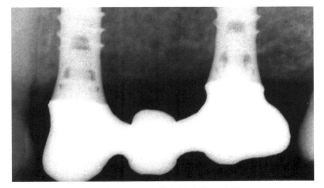

图21 放射线片评估上颌左侧基底的边缘密合性

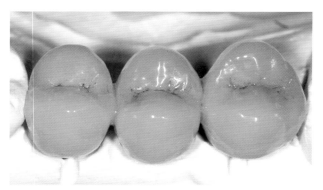

图22   工作模型上的最终修复体

在试戴金属基底之后，开始烤瓷之前确定咬合关系。用分层技术来完成堆瓷，修复体上釉以获得自然的外观（图22，图23）。

戴入时，取下愈合帽，旋紧永久基台至35N·cm。这个过程中6颗种植体均无旋转，患者没有任何不适。由于基台高度不足（4mm），实心基台通过喷砂提高机械固位（图24）。评估就位和早接触区的压力，调𬌗，粘接固位修复体（图25，图26）。

此病例采用常规负荷的最终修复体，没有使用临时修复体。种植体支持的修复体最初用临时粘接剂固位，经过一段时间以后，最终采用双固化粘接剂粘接固位。

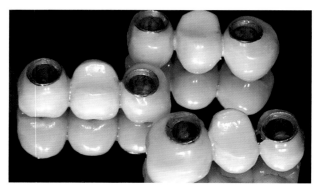

图23   3个三单位烤瓷冠的内侧观

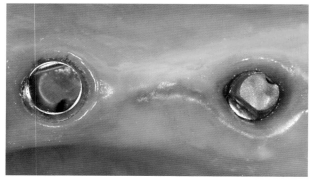

图24   旋紧喷砂处理的基台至35N·cm

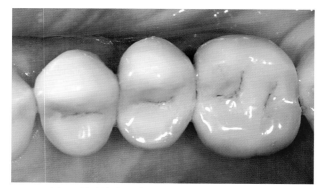

图25   上颌左侧种植体支持固定修复体的𬌗面观

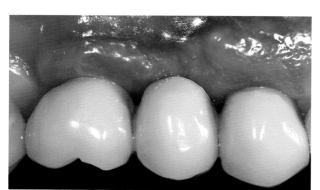

图26   上颌左侧种植体支持固定修复体粘接固位后的侧面观

拍摄放射线曲面体层片评价最终的治疗效果（图27）。

患者接受了维护指导，在第一年每隔3个月接受1次口腔洁牙士的随访。此后，被纳入日内瓦大学学生诊所（Student Clinic）的常规随访系统。

在2年的随访期间，患者对临床效果表示满意（图28～图31）。

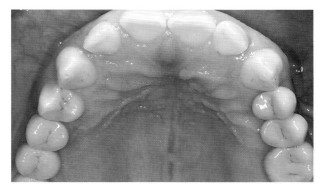

图28　2年后随访时的上颌𬌗面观

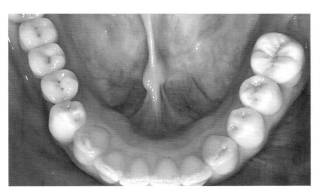

图29　2年后随访时的下颌𬌗面观

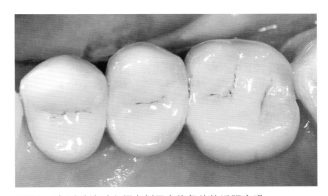

图30　2年后随访时上颌右侧固定修复体的近距离观

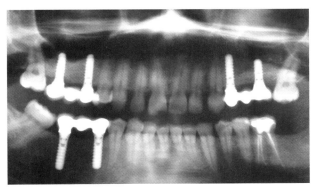

图27　最终的放射线片上的临床效果

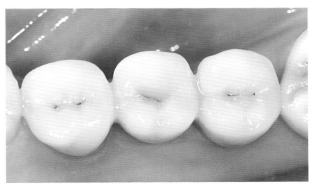

图31　2年后随访时下颌固定修复体的近距离观

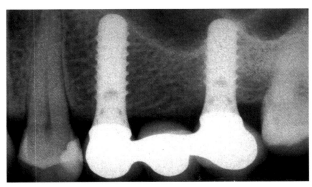

图32 上颌右侧种植体支持的固定修复体2年后随访时的放射线片

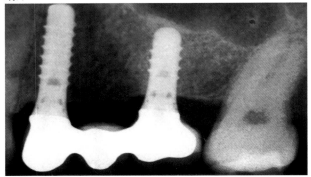

图33 上颌左侧种植体支持的固定修复体2年后随访时的放射线片

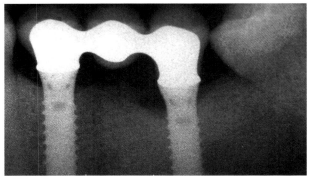

图34 下颌种植体支持的固定修复体2年后随访时的放射线片

放射线评估，可见种植体周围骨高度的理想状态（图32～图34）。

致谢

外科程序

Dr.Stéphane Pessotto － University of Geneva, Department of Stomatology and Oral Surgery.

技工室程序

Michel Bertossa － CDT, University of Geneva, Department of Fixed Prosthodon－tics.

4.4 上颌后部多颗牙缺失固定修复的常规负荷方案

F. Higginbottom, T. G. Wilson

65岁女性患者，要求对其上颌后部（25，27）种植修复而就诊。尽管身体健康，但种植修复涉及多个限制因素。

患者有20多年的牙科治疗病史。最初的治疗包括拔除治疗失败的上颌左侧第一磨牙（图1），用固定桥（25～27）和单冠（24）修复。当时，单颗后牙缺失种植修复被认为是不适当的。

固定义齿修复最终因继发龋而失败（图2）。尽管此时制订了种植修复方案，但因需要上颌窦底提升而遭到患者拒绝。因此制作1个新的牙支持的固定桥。大约7年后，因2颗基牙丧失，导致新的固定义齿也失败了。

患者接受了新的治疗计划，包括种植体植入前的上颌窦底提升和牙槽嵴增量。这种骨移植要求种植体植入前有6个月的愈合时间。

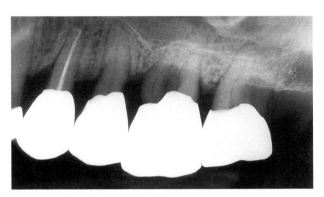

图1　1982年，治疗前的放射线片

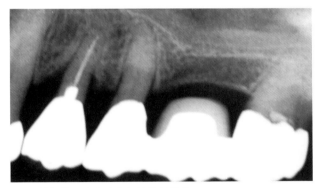

图2　最初的固定义齿修复的放射线片

　　由于存在多种限制因素，治疗变得复杂，其中包括：磨牙症，没有充分的切导，不理想的修复体–种植体比例以及Ⅳ类骨。

限制因素：

- 磨牙症
- 最小的切导
- 不理想的修复体– 种植体比例
- Ⅳ类骨

　　这些因素影响到为患者提供治疗方案，可供选择的治疗计划有：不修复；可摘局部义齿修复；植入种植体并用固定义齿修复。患者选择种植体支持的修复治疗方案，并且首先进行了上颌窦和牙槽嵴的骨增量。在愈合阶段，制作了过渡可摘局部义齿，并尽量少戴用。愈合6个月后设计并植入3颗种植体（25：体部直径4.1mm、长度10mm，常规颈肩台直径4.8mm；27：体部直径4.8mm、长度8mm，常规颈肩台直径4.8mm。均为标准美学种植体）（图3，图4）。

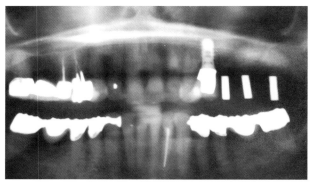

图3　植入3颗种植体的治疗设计

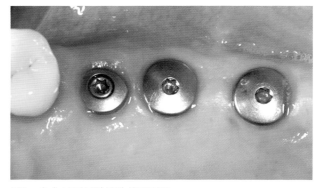

图6　愈合12周后种植体的𬌗面观

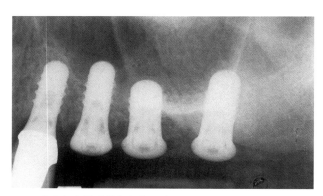

图4　在上颌窦提升的位点植入种植体12周后的放射线片

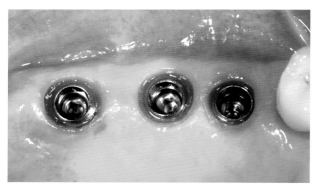

图7　取下愈合帽后可见健康的种植体周围组织，注意相对平坦的牙龈轮廓，适合粘接固位

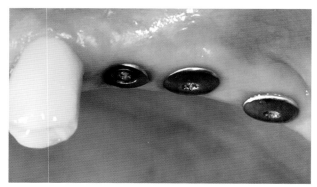

图5　愈合12周之后，可见种植体的理想位置

愈合12周之后，开始进入修复程序，制取印模和制作临时修复体（图5～图7）。

用螺丝固位的八角印模帽制取终印模（图8，图9）。

用4mm实心基台和自凝树脂制作的固定修复义齿作为临时修复体（图10，图11）。

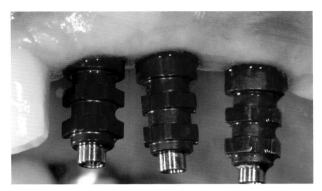

图8　安放螺丝固位八角印模帽进行开窗式印模

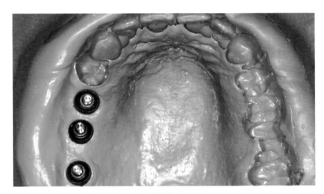

图9　用聚乙烯印模材制取终印模

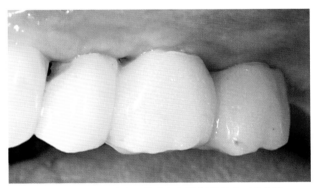

图10　戴入4mm实心基台上的自凝树脂制作的临时修复体

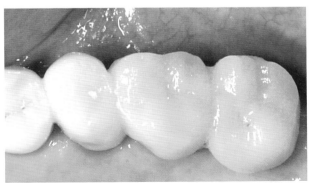

图11　临时修复体的𬌗面观

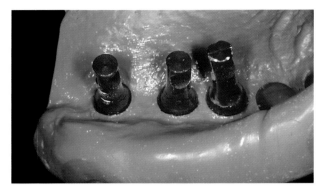

图12　在印模内安放种植体替代体

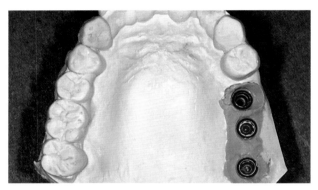

图13　灌注石膏模型，在种植体替代体肩台周围制作人工牙龈

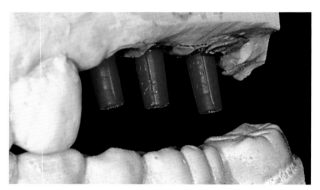

图14　在技工室，用Straumann修复设计套装选择合适的角度基台

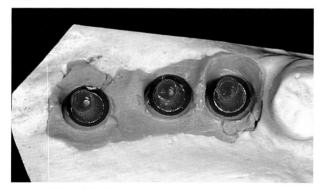

图15　选择设计基台𬌗面观，图示其平行度

　　由于上述限制因素，因此决定用一个固定修复体将种植体连在一起。但是本病例存在种植体之间角度不同的问题。有几种方案可以解决角度问题：在口腔内预备实心基台；使用个性化制作的基台，但对于这种方案来说，种植体肩台位置太浅；第三种方案是使用角度基台，这是最可行的选择。在技工室使用Straumann修复设计套装选择角度基台（图12~图15）。

选择合适的基台之后，制作金属基底，并返回临床，在口腔内检验被动就位（图16～图20）。

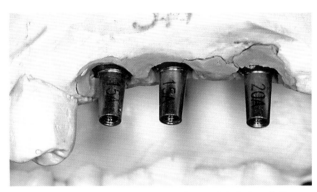

图16　选择2个15A 和1个20A 角度基台，并安放在工作模型上

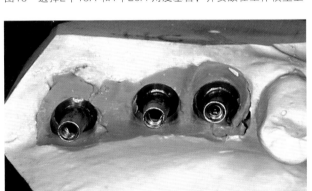

图17　所选基台验面观，然后制作金属基底并在口腔内检验被动就位

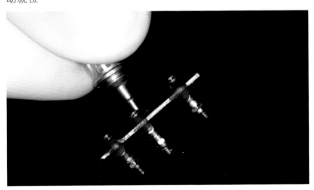

图18　在工作模型上用一个连接杆将角度基台连成一体以利于将其整体转移至口内

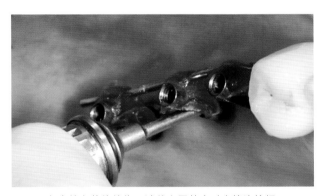

图19　角度基台整体就位，试戴金属基底时去掉连接杆

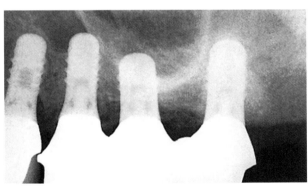

图20　基底就位后的放射线片。用非平行放射线片评价修复–种植体界面是不合适的（和理想的平行投照放射线片相比，缺乏细致的观察）。该基底的密合程度从视觉和触觉上都非常满意

检验咬合关系之后，将基底返回技工室进行烤瓷（图21～图23）。

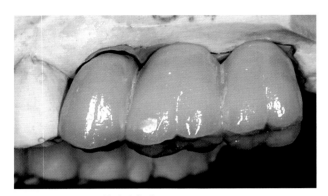

图21　完成的金属烤瓷修复体

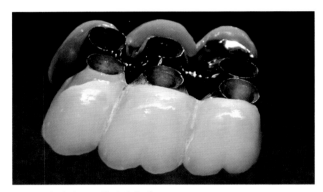

图22　完成的金属烤瓷修复体

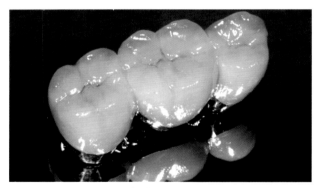

图23　完成的金属烤瓷修复体

　　金属烤瓷固定修复体密合就位后，调𬌗。用临时粘接剂粘固修复体，以利于必要时取下修复体（图24～图29）。

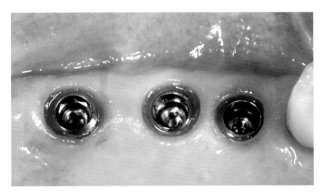

图24　取下临时修复体，显示稳定和良好塑形的种植体周软组织外形

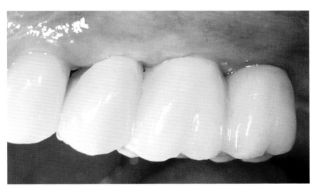

图27　戴入最终修复体

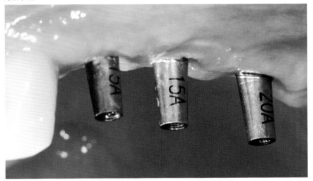

图25　角度基台就位并旋紧至35N·cm

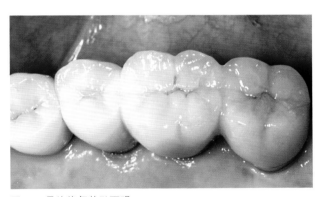

图28　最终修复体𬌗面观

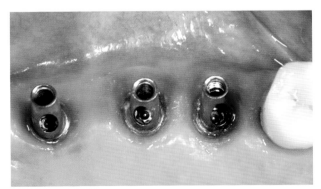

图26　角度基台就位并旋紧至35N·cm

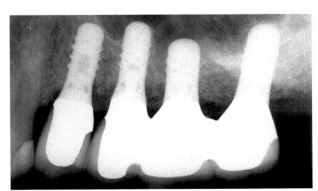

图29　戴入最终修复体后的放射线片

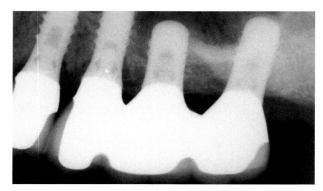

图30　5年后随访时的放射线片

2周后复诊，做戴牙后评估和永久粘接固定。5年以上的随访中无异常所见（图30）。

致谢

技工室程序
Jeff Singler

4.5   上颌后部多颗牙缺失种植修复的常规负荷方案

G. Solnit, M. Kaufman

在2004年，84岁女性患者，因上颌右侧第一、第二前磨牙无法保留前来就诊。这2颗牙支持着一个三单位的固定修复体，修复体的悬臂修复第一磨牙。2颗牙均有牙体和牙周疾病，在该区域有显著的骨缺损。位于第一磨牙根方的上颌窦较大（图1）。

患者正常面型，正常微笑时能暴露该受损的区域。患者主诉咀嚼时牙齿松动和疼痛。固定修复体有明显的松动，可向牙槽窝内压入。在2个基牙周围均可见渗出物。未见有明显的全身疾病，没有正在服用的药物。

拔除2颗患牙和修复体，牙槽窝内植入自体骨和骨代用品混合物。上颌窦内也植入同样的材料。在2周内患者未戴过渡义齿。2周后，戴入过渡义齿并进行调改，保证义齿对植骨位点不施加压力。每隔3～4周复诊检查，使用软衬材料重衬义齿。每次都应该仔细检查以确保对植骨位点不施加压力，如有需要，应该修改内衬。植骨材料应在无干扰下愈合3个月。

愈合3个月后，在外科模板下于第一、第二前磨牙和第一磨牙位点植入3颗Straumann种植体。在前磨牙区使用常规颈（RN）种植体，磨牙区使用宽颈（WN）种植体。再次戴入临时义齿并仔细检查，确保对种植体不施加压力。种植体在无干扰条件下愈合6周。

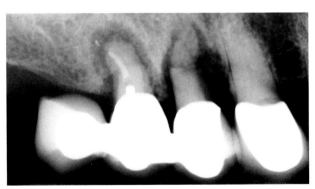

图1　放射线片显示会诊时固定修复体的状况

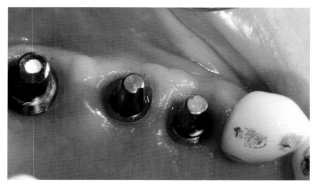

图2 安放实心基台后的殆面观。注意正确的种植体近远中向和颊舌向位置。对磨牙位点的基台做轻微调改，为修复体提供更多空间

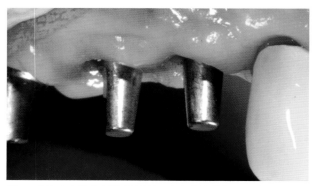

图3 安放实心基台后的颊侧观。注意种植体位置较浅，粘接固位是最合适的修复方式

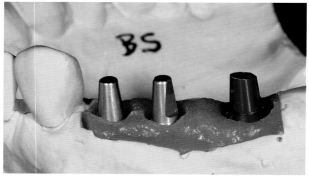

图4 带有替代体和人工牙龈的工作模型。注意磨牙位点替代体的调改，是按塑料修复套的记录进行调改的

常规愈合期（4个月）之后，安放3个5.5mm高实心基台，并将扭矩加至35N·cm。由于种植体的角度及植入深度均可接受，因此最终修复体选择粘接固位。5.5mm的实心基台可为最终修复体提供理想的固位，同时又为金属烤瓷修复体提供足够的修复空间。对磨牙位点的实心基台做轻微调改，以提供更多的空间。这种方式比选用4.0mm的实心基台更好，后者不能为最终修复体提供充足的固位（图2，图3）。调改塑料修复套，并将其送至技工室。

采用标准印模方式、卡抱式印模帽，使用聚乙烯硅氧烷印模材和个别托盘制取印模。使用低膨胀率牙科石膏灌制工作模型。在替代体上制作人工牙龈，以模仿过渡带软组织形态。不必要进行软组织扩张，因为种植体的穿龈直径合适，并且植入到合适的深度（图4）。

按照独立单位制作最终金属烤瓷修复体。在工作模型上仔细调改邻接点，确保邻接密合以及修复体能够完全被动就位（图5）。

在口腔内试戴修复体，使用含硅试纸检查被动就位。使用聚酯薄片及牙线检查邻接点。各个单独的修复体在种植体上就位时应十分小心。评估修复体是否完全就位时，有必要在修复体之间使用含硅试纸，因为邻面接触会妨碍修复体完全就位，也有可能对种植体产生有害的外力。

当修复体能够完全就位，同样使用含硅试纸的办法临时粘接修复体。检查咬合以确保正中殆接触及咬着试纸随意运动时有足够的间隙（图6）。

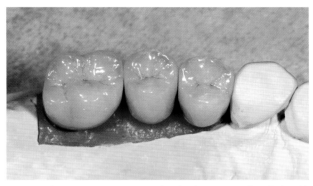

图5 工作模型上最终的金属烤瓷修复体。仔细调改所有的邻接点，以确保有足够的邻接并保证修复体被动就位

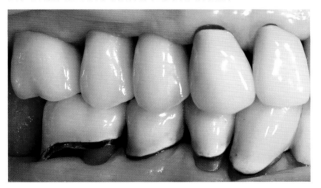

图6 在含硅试纸帮助下临时粘接最终修复体，检查咬合，以确保合适的正中殆接触以及随意运动时能抽出咬合纸

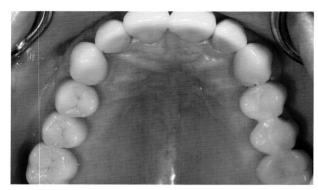

图7　最终修复体的𬌗面观

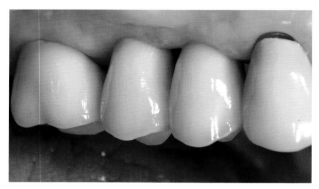

图8　最终修复体的颊侧观

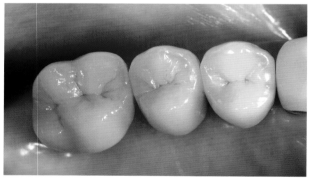

图9　最终修复体𬌗面观，注意单冠之间的邻面接触

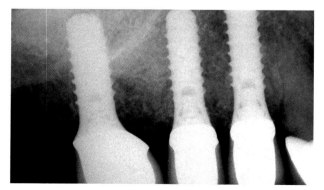

图10　放射线根尖片显示修复体被动就位及3颗种植体周围良好的骨－种植体接触

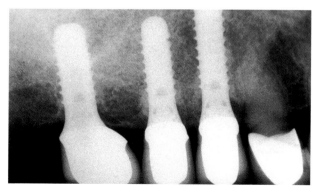

图11　3年后随访时拍摄的放射线片

当咬合确定后，使用树脂增强的玻璃离子粘接固定最终修复体。在充分麻醉下，只用一薄层粘接剂粘接固位，仔细地去除多余的粘接剂（图7～图9）。拍摄放射线根尖片评估最终治疗效果（图10）。在随访的第3年又拍摄一张放射线根尖片（图11）。

致谢

技工室程序

Tim Ide

4.6   上颌后部2颗牙缺失种植修复的常规负荷方案

U. Belser, D. Buser

1995年9月，64岁女性患者就诊，上颌左侧远中游离牙缺失，希望固定修复。患者疾病史无阳性征，没有服用特殊药物。患者不吸烟，没有过敏史。患者希望恢复左侧咀嚼功能，由于现在缺失上颌左侧第二前磨牙以及第一和第二磨牙，咀嚼功能明显受到影响。对颌牙存在，目前状态尚可。

经患者同意后决定，在上颌窦底提升术之后，以一阶段式方案在第二前磨牙和第一磨牙位点植入2颗种植体（25：Straumann标准种植体，体部直径4.1mm、长12mm，常规颈修复肩台直径4.8mm；26：Straumann标准种植体，体部直径4.8mm、长10mm，常规颈修复肩台直径4.8mm）。由于计划进行种植体植入的部位骨高度不足，因此必须进行上颌窦底提升术，建立充足的骨量以确保稳定的种植体植入（图1）。患者理解该治疗方案，当时的标准治疗方案是在上颌窦底提升后，至少需要6个月愈合期，才可以植入种植体。此外，种植体植入上颌窦底移植骨内之后，标准治疗程序是在常规负荷之前需要3个月的愈合时间。

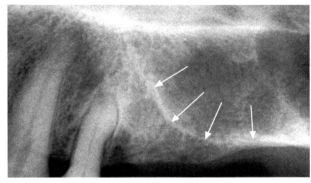

图1   上颌左侧后部放射线片。清晰可见第二前磨牙至第一磨牙位点宽广延展的上颌窦，导致该区域垂直骨高度不足。为了保证稳定的种植体固位，必须进行上颌窦底提升术

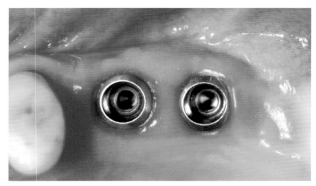

图2　种植体植入12周之后，取下愈合帽后的第二前磨牙和第一磨牙种植体。注意种植体肩台位置较浅，种植体周黏膜无明显炎症

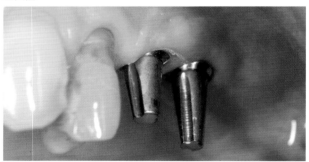

图3　在种植体植入12周之后。由于要制作临时修复体，制取印模前安装2个实心基台

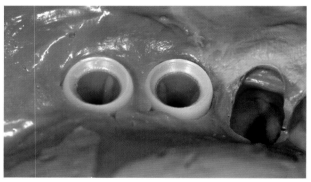

图4　使用弹性印模材制取的印模的近距离观。使用自固位印模帽转移出2颗种植体的肩台

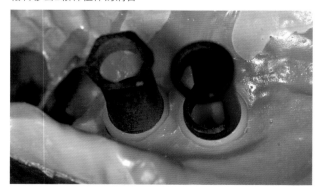

图5　安装了肩台替代体、插入加强钉之前的印模

上颌窦底提升术8个月后植入种植体，获得了很好的初始稳定性。在种植手术后，要求种植体愈合12周。

种植体植入12周之后，取下愈合帽，可见黏膜健康，探诊无出血（图2）。种植体骨结合良好、稳固，因此决定制取印模，按照常规负荷方案（Ganelesand Wismeijer，2004）制作临时修复体。

分别将高度为5.5mm和7.0mm的两个实心基台以35N·cm的扭矩固定在种植体上。注意2颗种植体肩台位置较浅，可以接受粘接固位修复体，同时种植体有理想的轴向及平行度（图3）。然后，制取灌注工作模型的印模（图4）。

制取印模之后，在印模帽上安放2个自固位塑料肩台替代体（图5）。在灌注模型前，插入加强钉。1996年时，还没有配套的种植体替代体，因此，当时推荐使用这种方法。

随后灌注模型，肩台替代体的颈部替代了种植体肩台（图6）。

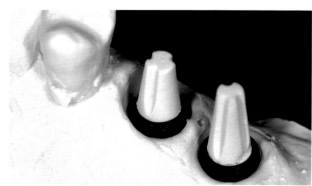

图6　第二前磨牙和第一磨牙位点预成的塑料种植体肩台替代体和石膏替代的实心基台

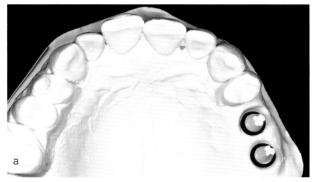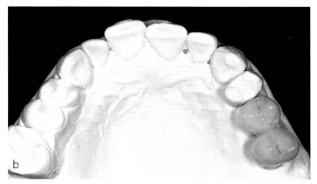

图7a，b　灌注的模型，包括第二前磨牙和第一磨牙的两个预成塑料种植体肩台替代体和用石膏替代的实心基台；送到临床之前戴在模型上的粘接固位临时种植体联冠

　　在技工室，使用丙烯酸树脂制作临时联冠修复体（图7，图8）。在取印模后2周粘接到患者口内的实心基台上（图9a，b）。临时修复体按常规负荷方案进行负荷。

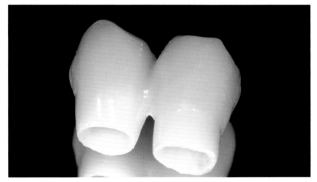

图8　粘接固位的临时修复体的近距离观

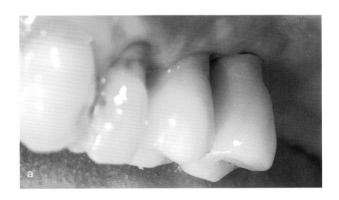

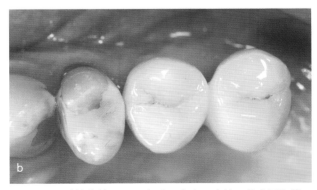

图9a，b　种植体植入14周之后，患者口内第二前磨牙和第一磨牙位点粘接固位后的临时种植体联冠的颊侧观和𬌗面观，常规负荷

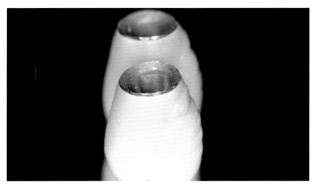

图10 送到临床前的二单位相连的粘接固位金属烤瓷修复体的
近距离观。注意低平的修复体穿龈轮廓

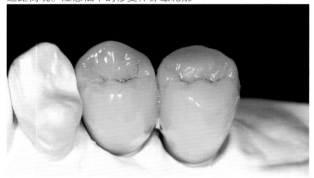

图11 戴入工作模型的粘接固位金属烤瓷修复体

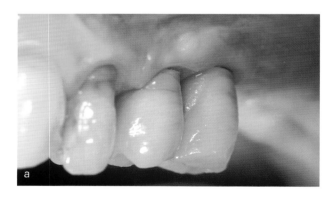

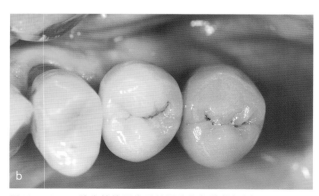

图12a，b 口腔内粘接固位后的最终修复体的颊侧观及殆面观

这段时间让患者习惯种植修复体，并为最终修复体设计提供参考。

临时修复体使用了8周。大约在患者第一次修复复诊10周之后，制取终印模，制作最终修复体。

在技工室制作二单位相连的金属烤瓷固定种植修复体。仍然选择粘接固位（图10，图11）。

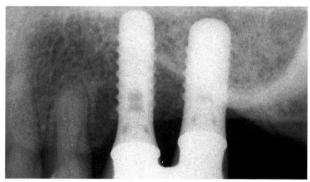

图13 放射线根尖片，拍摄于最终修复体粘接后大约15周的第一次随访时，确认正常的种植体周骨组织结构和种植体上部结构的精确就位

11年后，常规负荷的种植体依然成功地行使功能（图14，图15）。

在这段时间第一前磨牙进行了牙体治疗及金属烤瓷冠修复。

结论性评述：

回顾本病例，种植体的数量和位置以及选择2颗种植体的联冠修复，可能存在着问题。

首先，上颌左侧第一前磨牙当初的状态（牙根过短），在制订进行上颌左侧远中游离缺失的治疗计划时，有理由将其拔除。事实上，后来第一前磨牙进行了根管治疗和金属烤瓷冠修复，这增加了治疗费用，同时预后依然有限。相反，拔除第一前磨牙可以有两种修复方案。一种是在第一和第二前磨牙位点种植，带一个远中悬臂单位修复；另一种是在第一前磨牙和第一磨牙位点种植，用中间带一个桥体的三单位固定桥修复。第一种解决方案允许避免上颌窦底提升术，这样可以明显减少治疗的创伤。

其次，没有必要将第二前磨牙和第一磨牙两个种植位点选用联冠修复。在目前的文献中没有明显的证据可以表明在植骨部位种植需要联冠修复。然而，应牢记的是单个种植修复体在边缘精确性和最终粘接固位的难易程度上更有优势。而且，更有利于常规的口腔卫生维护。

致谢

技工室程序

Alwin Schönenberger–Master Dental Technician, Glattbrugg, switzerland.

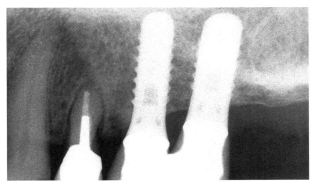

图14　种植体植入11年后随访的放射线线片，稳定的种植体周骨组织

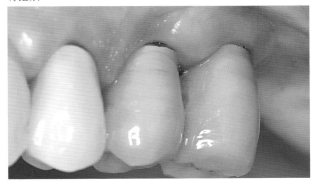

图15　种植体植入11年后的临床随访

上颌或下颌后部的单颗牙非游离缺失

4.7   上颌左侧第二前磨牙缺失种植修复的即刻修复方案

D. Morton, J. Ruskin

2002年6月，42岁女性患者，健康而且合作。因左上颌第二前磨牙折断前来就诊（图1）。

患者除了明显的季节性过敏以外，无其他阳性病史。在佛罗里达大学牙学院由一位全科牙医连续治疗超过10年，最近的牙科治疗史限于常规牙科治疗和牙周维护。多数牙有良好的菌斑控制和牙龈健康状况，牙周探诊深度均不超过3mm。

患者的美学要求为中到高度，高位笑线（图2）。口腔检查显示为Ⅰ类错𬌗，表现为轻度牙列不齐和中线不协调，因此建议患者正畸治疗，但遭到拒绝（图3，图4）。牙龈生物型表现为中厚到厚龈生物型。

上颌左侧第二前磨牙曾进行了近中−𬌗面−远中（MOD）银汞修复，现在腭侧牙尖折断并侵犯牙周附着。

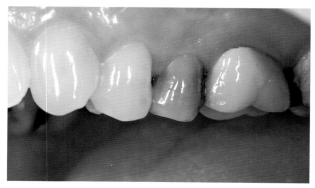

图1   上颌左侧第二前磨牙治疗前的侧面观

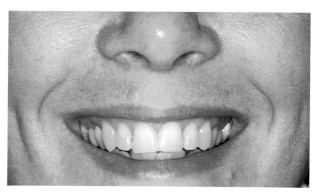

图2   治疗前的笑像

- 方案1：非外科性的牙体治疗及冠延长术，以暴露腭侧面健康的牙齿结构，作为常规金属烤瓷修复的基牙。

- 方案2：拔除牙齿，植入骨内种植体，愈合后用金属烤瓷冠修复。

　牙体及牙周医生会诊后认为，鉴于牙根的长度和直径以及近远中宽度较小，方案1存在缺陷。尽管可以用方案1中提到的方法修复牙齿，但患者最终选择了方案2，因为后者相对简单并有高性价比。该位点被认为适合即刻植入种植体（Ⅰ型，Hämmerle等，2004）和即刻修复（与对颌脱离咬合接触的临时修复体，Cochran等，2004）。

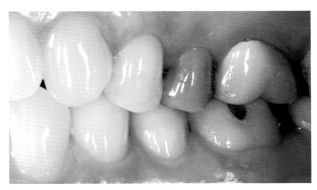

图3　治疗前的侧面观，牙间交错位

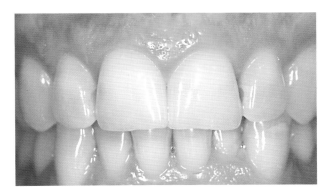

图4　牙龈生物型的正面观

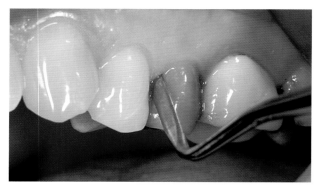

图5　使用微创牙周刀拔除上颌左侧第二磨牙

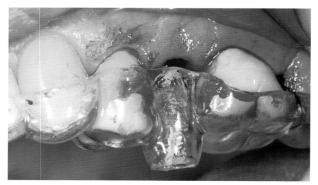

图6　戴入中空模板引导种植体的近远中向及唇舌向位置

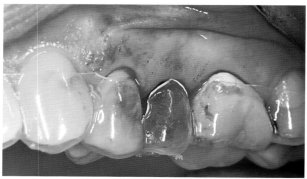

图7　中空模板标示所期望的种植深度

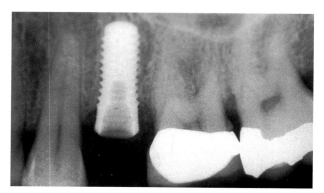

图8　种植体植入后的即刻放射线片

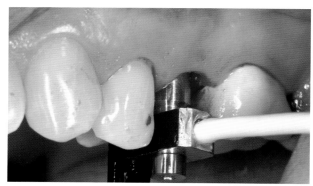

图9　共振频率分析（RFA；Osstell mentor）

　　拔牙时使用牙周刀，尽量保证对周围骨及软组织最小限度的损伤（图5）。为确保正确的种植体三维位置，使用外科模板，按照以修复为导向的原则即刻植入1颗Straumann TE种植体（体部直径4.1mm、长10mm，常规颈修复肩台直径4.8mm）（图6，图7）。

　　种植体植入之后，拍摄放射线片确认种植体位置，使用共振频率分析检查种植体稳定性（图8，图9）。

种植体植入后安放4mm的实心基台，扭矩加至15N·cm（图10，图11）。限定扭矩是为了在愈合之后能容易地取出临时修复体及基台，便于为已经获得骨结合的种植体制取八角基台终印模。制作临时修复体并送到临床。调改临时修复体，使其在牙尖交错位及所有任意运动时均与对颌牙列无接触（图12，图13）。

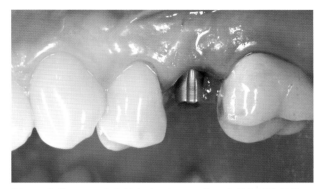

图10　安装4.0mm实心基台（15N·cm），支持临时修复体

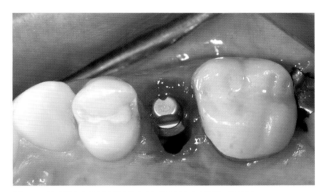

图11　即刻植入种植体及安放临时基台后的殆面观

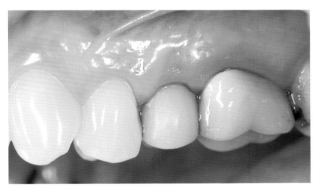

图12　即刻修复体戴入时的侧面观

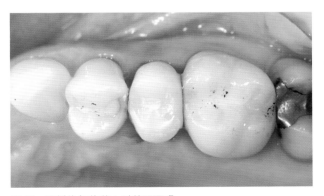

图13　即刻修复体戴入时的殆面观

在种植体植入及临时修复体戴入8周后进行评价，软组织健康、种植体稳定（图14～图16）。

使用聚乙烯硅氧烷制取种植体水平印模（八角印模帽）（图17）。使用Ⅳ型石膏灌注模型，按照正确的咬合记录上𬌗架（图18，图19）。

按照国际口腔种植学会（ITI）的共识，在后

牙区种植修复体尽可能使用粘接固位，保持𬌗面完整性和被动就位。但是，如果种植体肩台位于游离龈缘根方超过2mm时建议使用螺丝固位。该建议的原因是在这个深度不可能去除多余的粘接剂。在本病例，在邻面及腭侧的种植体肩台深度不适合做粘接固位。为了保持能够提高被动就位及𬌗面形态和强度的优点，仍然选择具有理想效果的粘接固位最终修复体。

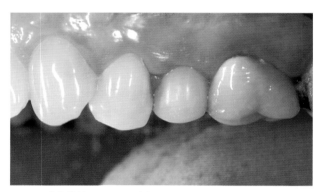

图14　种植体植入8周后的侧面观

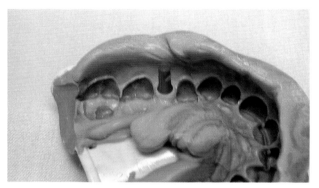

图15　种植体植入8周后的侧面观（牙尖交错位）

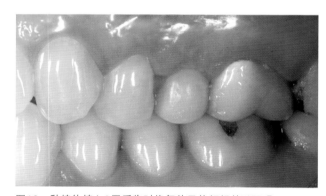

图16　种植体植入8周后临时修复体及软组织的𬌗面观

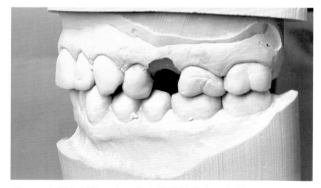

图17　上颌左侧第二磨牙位点的种植体水平印模（使用八角印模帽）

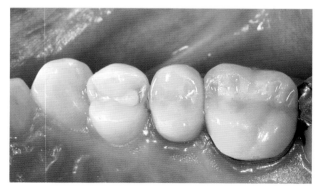

图18　𬌗架上模型的侧面观

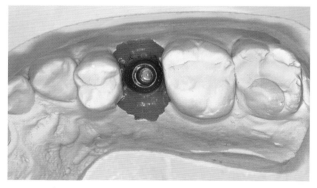

图19　𬌗架上模型的𬌗面观

制作个性化钛中间基台（图20），在种植体肩台水平进行螺丝固位，然后粘接固位最终修复体。需要调改中间基台形成修复边缘，唇侧和邻面的边缘位置略微偏向游离龈边缘根方，在腭侧与游离龈边缘平齐或略微偏向冠方（图21～图23）。

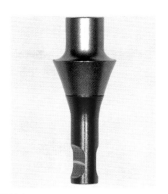

图20　种植体替代体上的钛中间基台

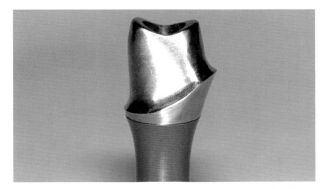

图21　调改后的中间基台，注意所设计的弧线形修复体边缘

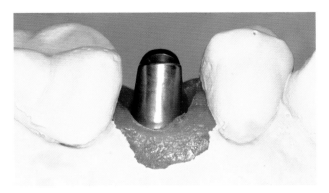

图22　显示个性化中间基台的唇侧粘接边缘位于龈下

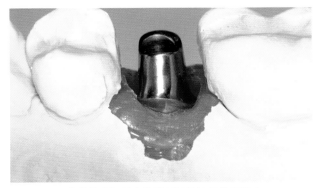

图23　显示个性化中间基台的腭侧粘接边缘位于龈上

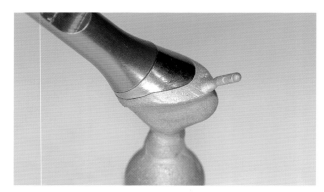

图24　在个性化中间基台上试载基底

个性化中间基台制作完成后，再制作金属烤瓷冠。先制作基底蜡型，然后用贵金属合金铸造（图24）。

按照修复体的功能和患者的美学要求，在基底上烤瓷（图25，图26）。

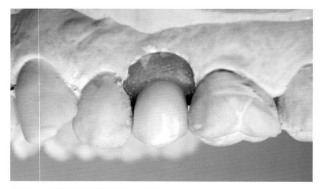

图25　最终金属烤瓷冠的侧面观

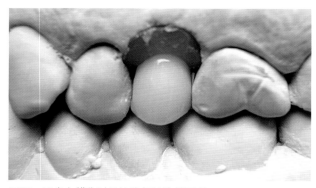

图26　牙尖交错位时最终修复体的侧面观

取下临时修复体和临时实心基台之后，用水气枪冲洗种植体并吹干。安放个性化基台，在确认修复体就位和美学效果之后，将扭矩加至35N·cm（图27，图28）。螺丝通道用棉球填塞并用临时修复材料封闭。然后用永久粘接剂将最终修复体粘接固位（图29）。调𬌗，使之在牙尖交错位时能将咬合试纸拉出。在随意运动时没有接触。4年的随访中，种植体一直保持着功能和完美的美学效果（图30，图31）。

致谢

技工室程序

Todd A. Fridrich — Definitive Dental Arts, Coralville, Iowa, USA.

牙齿全科治疗程序

Dr. Jack S. Jones — University of Florida, Gainesville, Florida, USA.

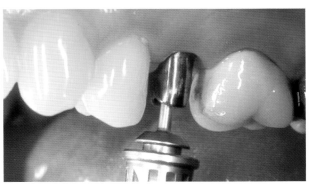

图27　安放和拧紧个性化中间基台

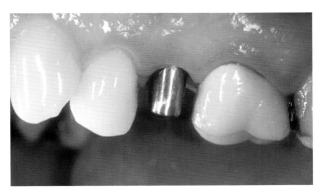

图28　侧面观，确定唇侧边缘位于龈下

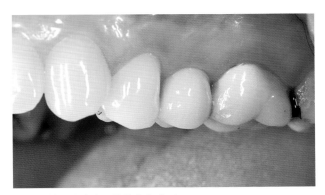

图29　戴入最终金属烤瓷修复体时

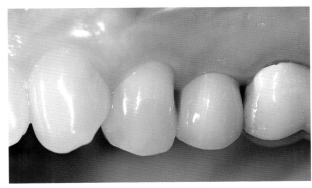

图30　4年后随访时的最终烤瓷修复体

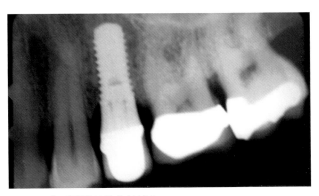

图31　4年后随访时的放射线片

4.8　上颌右侧第一磨牙缺失种植修复的早期负荷方案

B. Schmid

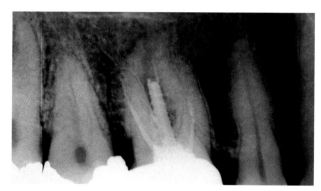

图1　上颌右侧第一磨牙放射线根尖片

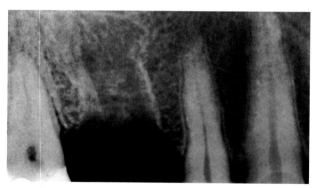

图2　拔除上颌右侧第一磨牙2个月后的种植位点

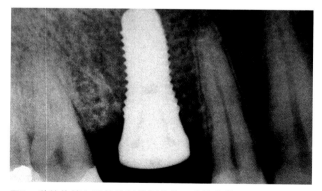

图3　种植体植入后的放射线根尖片，种植体获得良好的初始稳定性

50岁女性患者，不吸烟，因牙体治疗并冠修复的上颌右侧第一磨牙疼痛前来诊所，寻求治疗。之前已有另一位医生为患者提供了一个治疗方案，包括根管治疗和／或根尖切除术。但是，患者寻求其他的治疗方案。

放射线检查显示不理想的根管治疗，并导致根尖骨吸收（图1）。通过评价所有不同的治疗方案，决定拔除上颌右侧第一磨牙进行种植修复。

拔牙2个月之后，复诊时拍摄放射线片，评价拔牙窝内骨愈合情况（图2）。

由于拔牙窝内骨密度低，为了避免影响种植体植入和稳定性，决定推迟种植体植入时间，为新形成的骨提供更长的成熟时间。

拔牙4个月之后，按照 Ⅲ 型种植体植入方案（Hämmerle等，2004），在拔牙窝内以穿黏膜方式植入1颗Straumann锥形柱状种植体（体部直径4.8mm、长12mm，宽颈修复肩台直径6.5mm）。在种植体植入时获得了良好的初始稳定性。

植入种植体后，用愈合帽封闭（图3），以非潜入方式愈合6周。

B. Schmid

患者的美学期望较低，并希望尽可能降低治疗费用。因此和患者一致决定，不制作临时修复体。

种植体植入6周之后，软组织健康（图4，图5）、无炎症，探诊无出血。

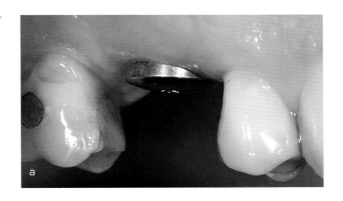

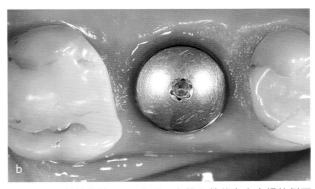

图4a，b　种植体植入6周之后、印模之前戴有愈合帽的侧面观、𬌗面观

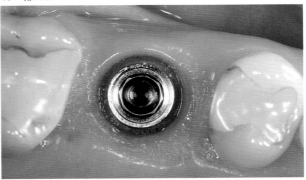

图5　种植体植入6周之后，取下能够进行软组织成形的愈合帽之后的软组织状态，𬌗面观

所有临床指征均显示种植体获得了成功的骨结合（图5）。因此，取印模，用于制作最终金属烤瓷修复体（图6）。种植体植入6周后的负荷遵循早期负荷的原则（Ganeles和Wisweijer，2004）。

由于种植体半潜入式的位置，使印模帽易于进入种植体肩台，所以选择卡抱式印模技术。

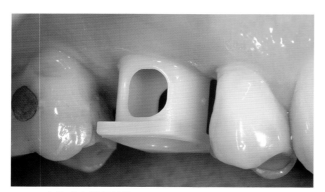

图6a 卡抱式印模帽就位。如果印模帽可以在种植体肩台上顺畅地转动，表明其正确地就位于种植体肩台

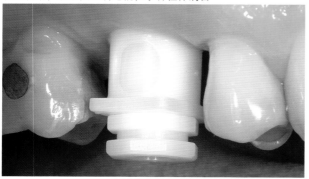

图6b 在印模帽内装入定位柱，当定位柱以无缝状态就位于印模帽时，表示定位柱正确就位

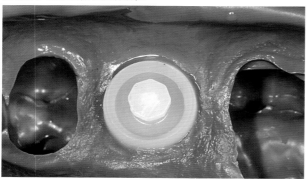

图6c 灌注工作模型的终印模

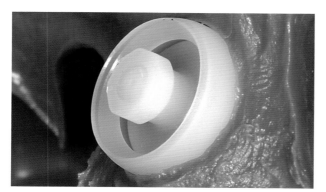

图6d 印模帽的稳定源于印模材料和种植体肩台半潜入式的位置

在技工室，将替代体安装在印模帽上（图7），灌制工作模型（图8）。

种植体冠方形成进入种植体肩台的良好入路，在粘接固位八角基台上制作修复体是可行的（图9～图15）。

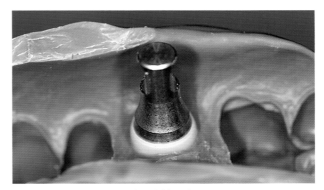

图7　安装在印模帽上的种植体替代体

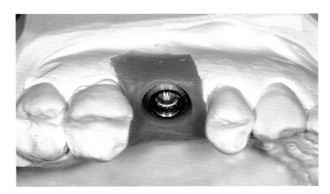

图8　上颌右侧第一磨牙种植体替代体就位于工作模型上

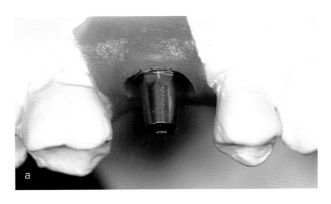

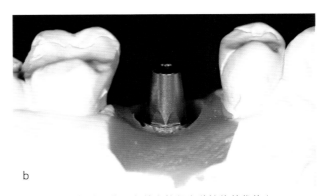

图9a，b　将粘接固位八角基台拧紧在种植体替代体上

由于有充足的颌间距离，因此不需要削短5.5mm高的基台（图10）。

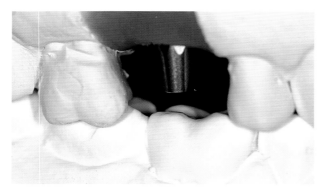

图10 咬合时，有充足的空间制作修复体

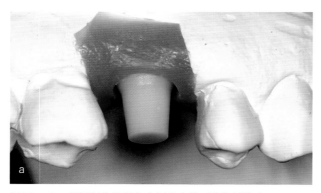
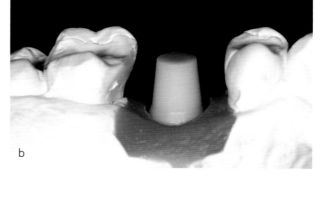

图11a，b 用于制作修复体金属基底蜡型的塑料基底

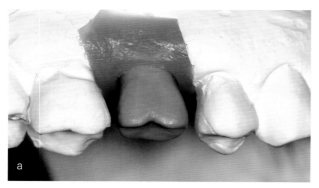
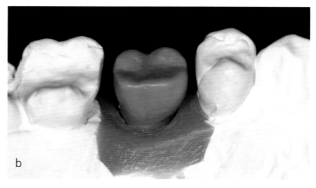

图12a，b 金属基底蜡型的大小，足以保证对饰瓷的最大支持

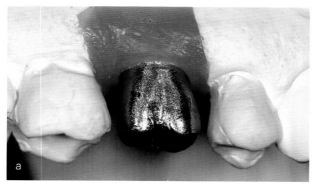
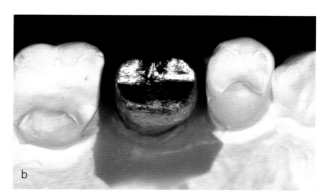

图13a，b 调磨后的修复体金属基底

在技工室，仔细调𬌗，确保在静态和动态颌位时无干扰（图15）。

制作完成后，将修复体和基台送给医生。取下愈合帽之后，用酒精棉球清洁种植体的八角内连接，然后彻底干燥。随后，将基台安装在种植体上，拧紧至35N·cm（图16）。

在粘接固位最终修复体之前，用小棉球和蜡封闭螺丝通道，保护基台螺丝的通道。

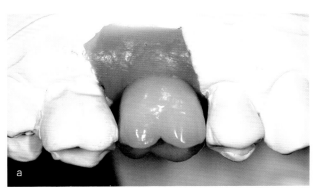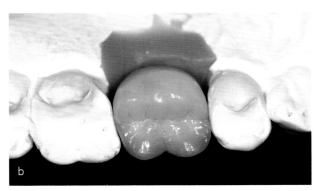

图14a，b　工作模型上的最终金属烤瓷修复体。在修复体被动就位时，注意保护邻面接触点

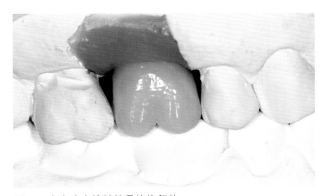

图15　完全咬合接触的最终修复体

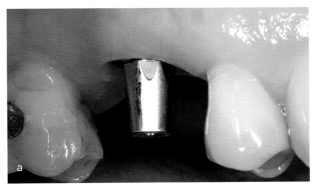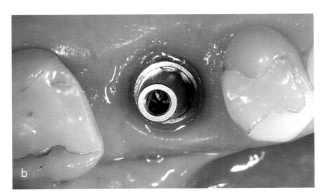

图16a，b　就位后的粘接固位八角基台，侧面观和𬌗面观

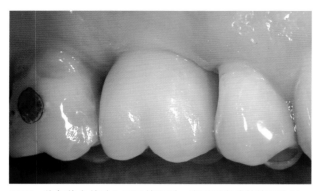

图17   修复体自然融入了天然牙列。在刚刚完成粘接固位时，可见颊侧黏膜略微变白

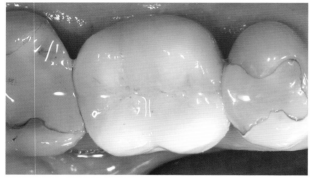

图18   𬌗面观，就位后的最终粘接固位金属烤瓷冠修复体

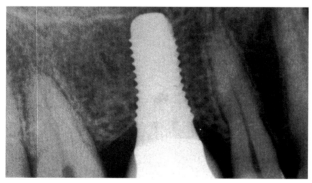

图19   就位后的最终修复体。可见修复体精确地就位于种植体肩台上，与种植体植入后的放射线片相比较，可见种植体周围稳定的牙槽嵴高度

最终修复体粘接固位后（图17），彻底去除所有残留粘接剂，仔细检查咬合，在患者口内进行最终的细微调（图18）。

完成最终修复体粘接固位之后，拍摄放射线根尖片，确保修复体无间隙地就位于种植体肩台上。未发现残留的粘接剂（图19）。

5年后随访时的照片和放射线片证实软组织和骨组织均处于稳定状态（图20，图21）。

本特殊病例，允许应用外科和修复程序均属简单的治疗方案。由于在种植体植入时（拔牙4个月后）拔牙窝愈合已明显改进，在种植位点有成熟的骨，甚至几乎完成了骨改建。因此，种植体植入的外科程序在种植体植入和获得初始稳定性方面是可预期的。由于使用了穿黏膜的愈合方式，就不需要二期手术，将外科手术减少到仅有一次。而且，由于是后牙种植位点和患者的低美学期望值，不需要用临时修复体进行软组织成形，所以省略了应用临时修复体的愈合阶段。

易于进入种植体肩台，要归功于肩台的穿黏膜位置。这样的肩台位置允许使用卡抱式印模技术和粘接固位修复体，而不使用个性化基台。

总之，所选择的治疗方案主要优点有：减少了治疗步骤，降低了总体治疗费用和相对较短的治疗周期。由于治疗的难度和风险低，本病例所应用的外科和修复程序被归为简单类。

致谢

技工室程序
Beat Heckendorn – Master Dental Technician, Bern, Switzerland.

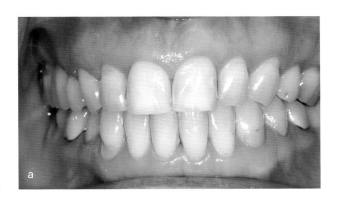

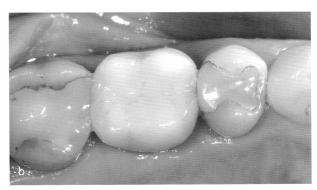

图20a，b　戴入种植体支持的金属烤瓷修复体5年后的全牙列观及殆面观

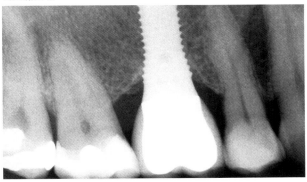

图21　种植体植入5年后的放射线根尖片显示稳定的种植体周骨高度

4.9　上颌右侧第二前磨牙缺失种植修复的早期负荷方案

M. Roccuzzo

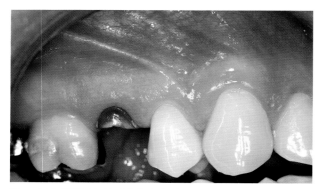

图1　牙齿折断后初诊时的临床表现

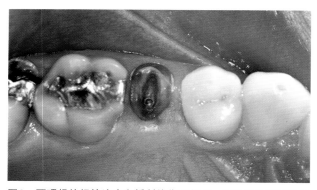

图2　不理想的根管治疗和折断线位于龈下，在没有正畸冠延长辅助下，难以预期修复效果

2002年2月，31岁男性患者，不吸烟，由于上颌右侧第二前磨牙折断，由其牙医介绍前来就诊（图1）。

折断线位于牙龈边缘的根方，在腭侧更加严重（图2）。

放射线检查显示：根管治疗未获得理想的根尖封闭，没有根尖周骨吸收征象，邻面牙槽嵴高度正常（图3）。

患者全身病史无阳性征，身体健康。和患者讨论了以下几种不同的治疗方案：

· 方案1：使用三单位的固定桥进行传统的义齿修复。
· 方案2：正畸辅助根萌出，延长临床冠。
· 选择3：拔除牙根，植入种植体，并选择合适的负荷方案。

患者是电视台摄影师，出差日程非常满，因此希望尽量减少治疗程序，缩短缺牙时间。对该位点的彻底检查显示：牙龈健康无水肿，邻牙没有牙周袋。因此告知患者可以考虑在拔除牙根后即刻在拔牙窝内植入1颗Straumann锥形柱状种植体（Ⅰ型种植体植入方案，Hämmerle等，2004）。患者非常赞同该治疗方案。

局麻完成后，剥离牙槽嵴顶腭侧的全厚瓣，暴露牙槽骨。使用缝线牵拉瓣。在牙槽嵴的腭侧做切口，并限制在3颗牙的范围之内。在颊侧，不做切口的目的是为了减少颊侧软组织退缩的风险。微创拔除牙根，保存周围组织，尤其是颊侧骨壁。测量近远中向和颊舌向的牙槽宽度（图4），其条件允许即刻植入1颗Straumann锥形柱状种植体（体部直径4.1mm、长12mm，常规颈修复肩台直径4.8mm）。

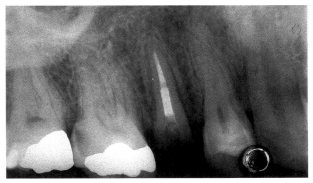

图3　微创拔除上颌右侧第二前磨牙残根前的放射线根尖片

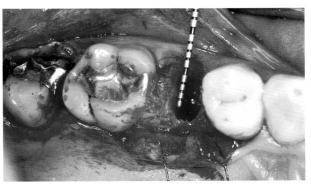

图4　微创拔除牙根后，牙槽骨壁完整，在拔牙位点颊侧未探及软组织

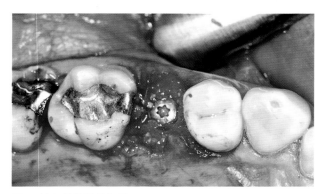

图5 植入骨代用品之后

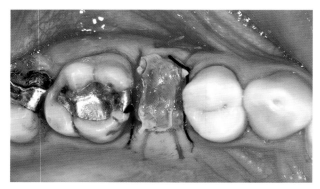

图6 仔细缝合和覆盖屏障材料后的种植位点

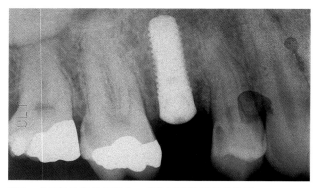

图7 术后的放射线根尖片，确认正确的种植体位置

在开始预备种植窝时，尽量少使用球钻，而是直接使用先锋钻。没有使用螺纹攻丝钻。用自攻丝的方法手动旋入种植体，获得了初始稳定。植入种植体的SLA表面的边界略微进入牙槽嵴根方，机械光滑颈部位于穿黏膜的部位。在种植体上安装封闭螺丝，种植体和牙槽骨壁之间充填去蛋白牛骨基质颗粒（Bio-Oss，Geistlich）。以种植体非潜入方式缝合组织瓣，仔细地调整软组织以覆盖骨增量材料（图5）。由于采用 I 型种植体植入方案，本病例的复杂程度被归为复杂类。

然后，在位点表面滴上几滴流动的聚丙交酯聚合物（Atrisorb，Atrix Laboratories）。随后，这种屏障材料被细小的无菌盐水雾化和凝固，起到屏障和预防骨代用品材料移位的作用（图6）。

术后立即进行放射线检查，确认正确的种植体植入位置（图7）。

建议患者在术后3周之内不刷牙，避免损伤外科位点。同时建议患者在此期间用0.2%氯己定溶液漱口，每天3次，每次1分钟。在术后10天去除保护膜和缝线。

种植体植入3周之后，告知患者开始彻底地刷牙以及确保良好的菌斑控制以减少软组织退缩和种植体颈部冠方暴露的风险。

外科手术6周之后，种植体周黏膜健康，无炎症。种植体周和邻牙探诊深度均在生理范围之内。菌斑控制充分，探诊无出血（图8a，b）。

同时，在种植体上安装实心基台并拧紧至35N·cm，进行临时修复。使用卡抱式印模帽和定位柱制取印模，将口腔内的种植体位置转移到工作模型上（图9～图13）。

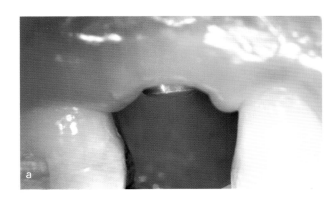

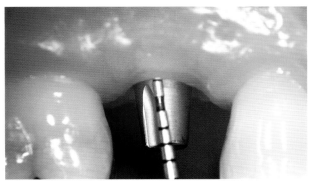

图9　种植体植入6周之后，安装4mm高的实心基台。种植体肩台位于邻牙釉牙骨质界（CEJ）下方1mm处

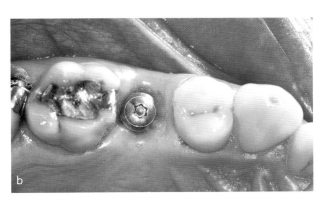

图8a，b　种植体植入6周之后，种植体周软组织健康、稳定，种植位点已正常愈合

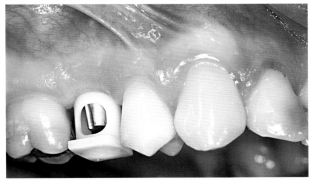

图10　在种植体肩台上安装印模帽。通过细心地旋转种植体上的印模帽来确认是否精确就位。如果是一种顺滑、无中断的方式，那么印模帽已很精确地就位于种植体肩台上

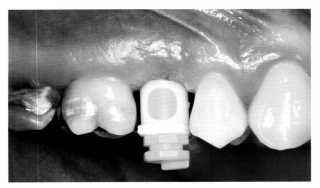

图11 将黄色定位柱安装在实心基台上。仔细检查，确保在印模帽的冠方无间隙就位

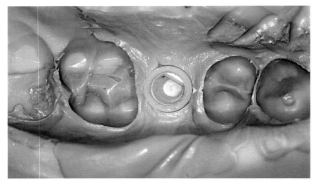

图12 印模，准备灌制工作模型

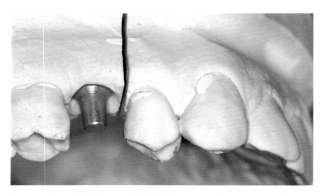

图13 在工作模型上，可见种植体肩台略位于龈下，这将允许修复体边缘置于龈下。种植体肩台位置易于在戴入修复体时去除粘接剂

按照早期负荷方案（Roccuzzo等，2001）将临时修复体粘接到实心基台上。为了达到最终理想的美学修复效果，临时修复体至少要戴1个月，以便于软组织成熟。临时修复体颊侧外形凸度决定了黏膜边缘的高度（图14）。

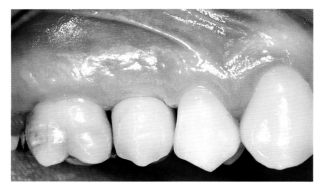

图14 为了确保充分的软组织成熟，临时修复体使用了8周。在该治疗程序中，临时修复体的外形考量更加注重功能而非美学

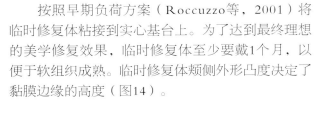

戴入临时修复体2个月之后，制作并戴入金属烤瓷修复体（图15，图16）。

完成最终修复体的粘接固位之后，彻底地去除多余的粘接剂。粘接固位后拍摄放射线根尖片，确认最终修复体无缝隙地就位于种植体肩台上（图16）。

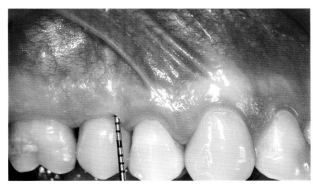

图15　种植体植入2个月之后，戴入最终金属烤瓷修复体。种植体周软组织健康

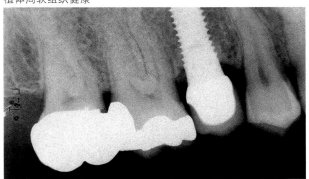

图16　戴入修复体后的放射线根尖片。种植体植入2个月后，骨结合良好，种植体周骨组织结构稳定

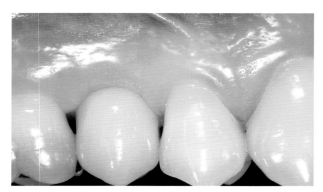

图17   种植体植入1年后复查时的临床状态

按照不同的时间间隔复诊，进行临床检查和必要的洁治。分别在1年、3年和5年时进行临床和放射线检查（图17～图20）。

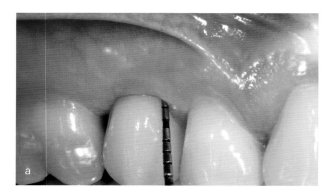

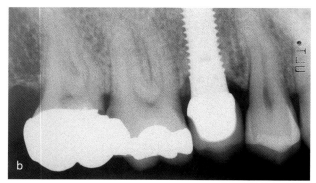

图18a，b   种植体植入3年后复查时的临床状态和放射线根尖片

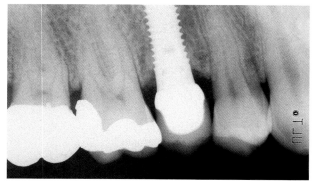

图19   种植体植入5年后的放射线根尖片，稳定的种植体周骨高度

在本病例，所选择的治疗方案——即刻种植和早期负荷，可为患者提供以下益处：

- 选择即刻植入种植体、非潜入式愈合方式，将外科手术减少到只有1次。
- 按照早期负荷方案在种植体植入8周后负荷，缩短了患者的缺牙期。
- 放弃可摘局部过渡义齿修复缺牙间隙，减少了整体治疗费用。

致谢

特别感谢Dr.Marco Bunino，Dr. Paolo Lo Giudice和Lab Technician Gianpiero Sorgarello的帮助。

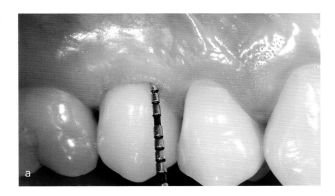

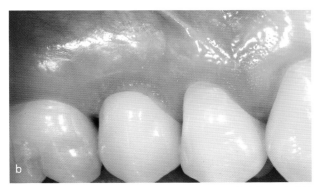

图20a，b　种植体植入5年后的临床表现，种植体周黏膜健康、稳定

4.10   上颌左侧第一磨牙缺失种植修复的早期负荷方案

D. Buser, C. Hart

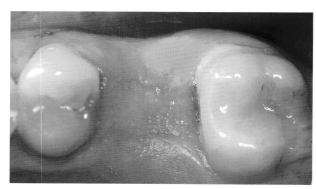

图1   上颌左侧第一磨牙缺失

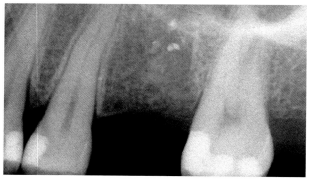

图2   拔牙6个月后的术前放射线片

28岁女性患者，要求种植修复上颌左侧第一磨牙而就诊（图1）。因牙体治疗失败，于6个月前将此牙拔除，患者要求恢复缺失牙的咀嚼功能并关闭缺隙。

患者身体健康，全身病史无阳性征。没有种植治疗的禁忌证。术前放射线片显示种植位点骨高度充足，愈合良好，拔牙窝内残留一些根管充填材料（图2）。

上颌左侧第一磨牙缺隙的近远中距离以及骨高度和牙槽嵴宽度，适合植入1颗Straumann标准宽颈种植体（体部直径4.8mm、长度10mm，宽颈修复肩台直径6.5mm）。采用Straumann SLActive表面种植体，其特点是可快速形成骨结合。如果获得充分的初始稳定性，可以将时间提前到种植体植入3周后就进行早期负荷。

图3为种植体刚刚植入后的位置。在种植体的整个植入过程中，一直有良好的初始稳定性。采用Osstell测量仪（Integration Diagnostics AB, Göteborg）测定初始稳定性，测得的初始稳定值（ISQ）为70（图4，图5），确认获得了非常好的初始稳定性。

种植体的冠根向位置允许非潜入式愈合。安放宽颈愈合基台，进行创口边缘黏膜处理。为了确保种植体颈部周围黏膜的精密、无张力缝合，制作2个小带蒂瓣，转移到种植体颈部周围（图6）。

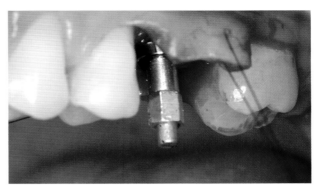

图4　安装磁性金属探头测量ISQ值

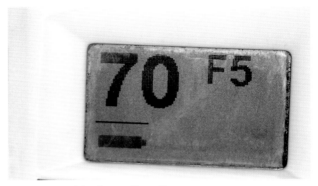

图5　Osstell 测量仪显示的ISQ值

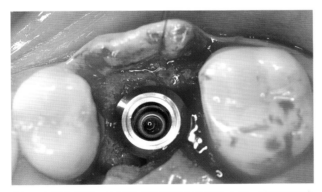

图3　上颌左侧第一磨牙位点即刻植入种植体之后。缺隙近远中距离＞8.5mm、牙槽嵴颊舌向宽度＞6.8mm，垂直向骨高度充分，允许植入1颗10mm长宽颈种植体

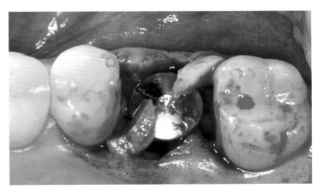

图6　为了使种植体颈部周围黏膜的精密、无张力缝合，制作2个带蒂瓣

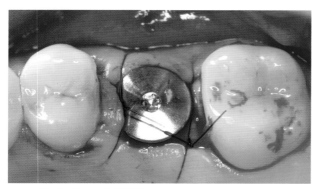

图7　软组织缝合后的种植位点

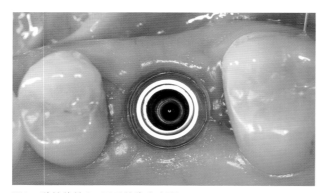

图8　种植体植入3周后的临床表现

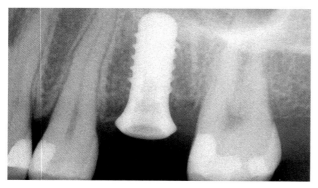

图9　21天时的放射线片显示正常的骨结合

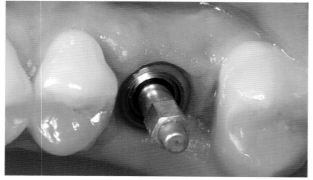

图10　测量ISQ值时插入探头时的临床状态

然后，用5.0缝线间断缝合2针固定种植体周软组织（图7）。

7天拆线，并告诉患者对种植位点的自我护理方法。种植体植入3周之后，种植体周软组织愈合良好（图8）。

放射线根尖片显示种植体周围正常的骨结合（图9）。叩诊呈清脆音显示骨结合稳定。

同时，再次用Osstell测量仪检查种植体的稳定性（图10）。

ISQ值为72（图11），证实这个宽颈种植体骨结合良好，允许在第21天制取印模。按计划制作最终修复体。

测量种植体稳定性之后，制取印模，制作粘接固位的金属烤瓷修复体。

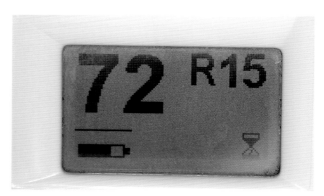

图11　21天时的ISQ值为72，允许在1周内进行修复体负荷

又过1周，即种植体植入4周之后，安装宽颈粘接固位八角基台，旋紧至35N·cm（图12）。由于颌间距的限制，技师略微磨短5.5mm高的基台。

同时，粘接固位金属烤瓷修复体（图13）。由此，在种植体植入4周后应用了早期负荷方案。为避免发生炎症，小心彻底地清除种植体肩台周围残余的粘接剂。

修复体粘接固位之后，立刻拍摄放射线根尖片，可见种植体骨结合良好，修复体精密、无缝隙地就位于种植体肩台上（图14）。在修复体颈部的远中可见残余的粘接剂，小心地将其去除。

种植体植入6个月之后，即种植体负荷5个月之后，种植体周软组织良好地适应了种植修复体（图15）。种植体周黏膜坚韧、健康，探诊无出血。

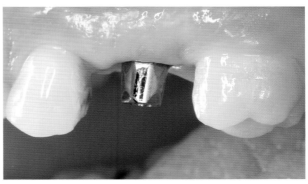

图12　种植体植入4周之后，安装用于粘接固位金属烤瓷修复体的宽颈可粘接八角基台的临床状态

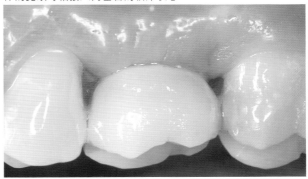

图13　种植修复体粘接固位后的近距离侧面观。种植体周龈乳头将在几周内得到成形

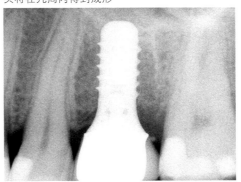

图14　种植体植入4周之后，最终修复体粘接固位后拍摄的放射线根尖片

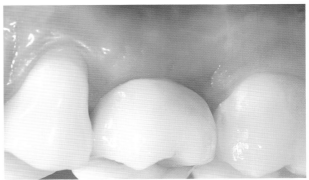

图15　6个月后随访时的临床状态，显示种植体周黏膜稳定、健康

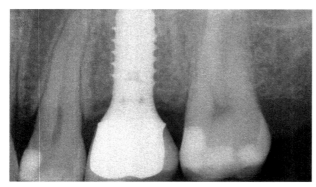

图16　种植体植入6个月后的放射线根尖片

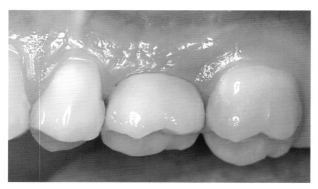

图17　1年后随访时的临床状态,可见健康的种植体周软组织

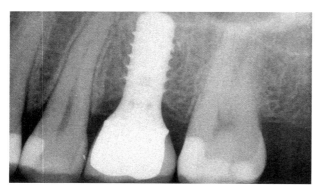

图18　1年后随访时拍摄的放射线根尖片

种植体植入6个月后随访时拍摄放射线根尖片,可见种植体骨结合良好以及周围骨结构和骨高度正常(图16)。

1年后随访时可见种植修复体周软组织健康、稳定(图17)。

放射线根尖片证实成功的临床所见,包括良好的骨结合以及稳定的种植体周围牙槽嵴高度(图18)。

上述种植体植入和负荷方案为该患者提供了如下益处:

因为非潜入式种植方案不需要二期手术暴露种植体肩台,因此只需要一次外科手术。由于缺牙间隙所处的位置,再加上其他牙列完整和具备功能,只是轻微地影响到咀嚼功能,因此在拔牙后和种植体植入后的愈合期间不需要进行可摘过渡义齿修复。

Straumann SLActive种植体表面,加速了骨结合。因此,种植体植入3周后ISQ值达到72。这个数值,可以进行早期负荷方案。1周之内,技师采用可粘接的八角基台,完成金属烤瓷修复体的制作。因此,在没有影响预期效果的前提下,将种植体植入后的愈合期缩短到只有4周的时间,而且该治疗方案安全可靠。在经济方面,因为该方案具备很高的性价比,所以对患者具有吸引力。

因为该病例所选择的外科和修复程序,治疗难度和风险相对较低,因此被归为简单类。

致谢

技工室程序

René Schaetzle – Master Dental Technician, Interlaken, Switerland.

上颌前部的单颗牙缺失

4.11 上颌右侧中切牙缺失种植修复的即刻修复方案

C. Evans, A. Rosenberg

54岁健康男性患者，转诊到一个专门从事修复的诊所，治疗上颌右侧中切牙。20年前进行了牙体治疗，且由于外伤导致了牙变色（图1）。全科牙医进行的应急处理是采用预成桩进行树脂全冠临时修复。

患者要求固定修复上颌右侧中切牙。中位唇线，大笑时暴露牙龈乳头和1mm宽的牙龈。

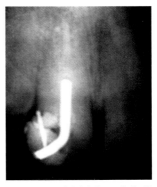

图1　上颌右侧中切牙外伤前的根尖片

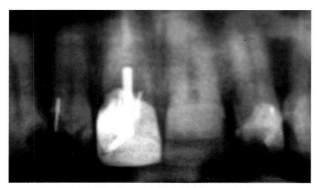

图2　曲面体层放射线片显示上颌右侧中切牙不能保留

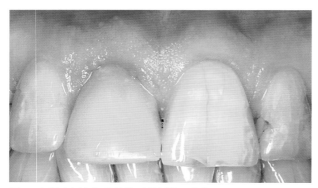

图3　上颌右侧中切牙外伤后用树脂冠修复

临床检查显示，上颌右侧中切牙为树脂冠修复，冠边缘在唇侧和腭侧均位于龈下1～3mm（图3）。牙龈为厚龈生物型，右侧中切牙龈缘位于左侧中切牙冠方0.5～1.0mm处。两侧邻牙均有常规树脂充填修复。放射线检查显示上颌右侧中切牙有一个短桩核和大量充填材料，根尖有小透射区（图2）。

髓室已经和周围牙槽嵴相通。这颗牙已经无法常规修复，向患者建议两种治疗方案：传统三单位固定桥修复或种植修复。患者选择种植修复，由于职业原因，患者拒绝治疗期间采用可摘过渡义齿。经过仔细的临床和放射线评估，拔牙后即刻种植和即刻临时修复，向患者提供了一个切实可行的治疗方案。

由于根尖病损较小、唇舌向和垂直向可用骨量良好、有利的前牙咬合关系以及颈部龈缘位置比对侧同名牙更靠近冠方，因此预计即刻治疗方案对获得美学和功能效果风险较低。为了保证实施该治疗方案，要求种植体植入的扭矩>35N·cm，以保证获得良好的种植体初始稳定性。即刻临时修复体的设计是脱离直接咬合接触，并要求患者种植后4周内进软食（Ganeles和Wismeijer，2004）。告知患者如果种植体植入术中，达不到上述要求，就要放弃即刻修复，改用可摘过渡义齿。另外，与患者详细讨论并发症的风险，包括创口感染、相对于延期负荷方案增加了种植体败的风险、明显的软组织退缩以及临时修复体折断和松动等（Berglundh等，2002）。患者表示可以接受这些风险。

所建议的治疗方案是去除树脂冠、拔除上颌右侧中切牙残根，用Straumann种植体即刻种植修复。种植体植入后，将制作丙烯酸树脂的临时种植修复体，即刻修复缺牙位点。将在种植体骨整合和软组织愈合6个月后制作最终金属烤瓷修复体。按照SAC分类（Buser等，2004），该治疗方案的难度，被归为高度复杂类。像这样的病例，种植外科操作是高度复杂的，外科医生要确保在植入过程中任何阶段，不会使种植体肩台偏向唇侧。否则，将会影响最终的美学效果。

种植体植入术前，为了制作临时修复体，将研究模型上殆架和比色。准备好常规颈八角印模帽和用于制作临时修复体的常规颈八角钛基底。

局部浸润麻醉下采用非翻瓣方式用精细的骨刀微创除树脂冠和拔除牙根。用牙周探针仔细检查拔牙窝，确保唇侧骨板完整和没有穿孔。在大量的水冲洗下预备种植窝，使种植体肩台位于将来修复体龈缘根方2~3mm处，种植体的轴向倾斜有利于形成最终修复体的舌侧螺丝通道。预备种植窝时，钻针向拔牙窝的腭侧骨板倾斜，避免以拔牙窝的解剖形态为导向最终植入种植体。腭侧骨板的冠方进行肩台成形，以防止种植体在旋入的最后阶段，郁金香状的种植体颈部向唇侧倾斜。植入1颗Straumann SLA表面的标准美学种植体（体部直径4.1mm、长度12mm，常规颈修复肩台直径4.8mm），最终植入扭矩>35N·cm。研磨常规颈八角印模帽，减少印模帽卡在种植体肩台部位的外部直径，注意不要损伤印模帽与种植体肩台的接触面。这就减少了印模帽卡在骨嵴上的可能性，使印模帽完全就位。在种植体上安装印模帽，然后用硅橡胶印模材印模（图4~图6）。

用手略加力量，将3mm高的愈合基台拧在种植体上（图7）。

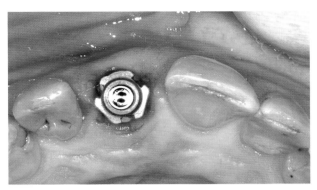

图4 理想的唇舌向位置

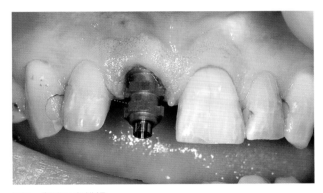

图5 安装了印模帽

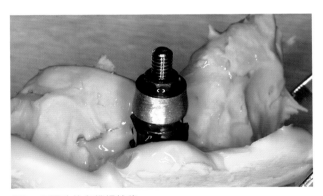

图6 用调改的印模帽转移

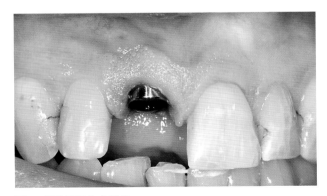

图7 用手旋紧愈合基台

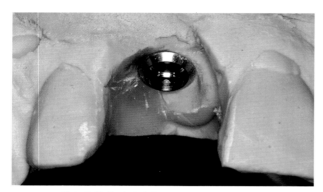

图8   用于技师制作的种植体替代体

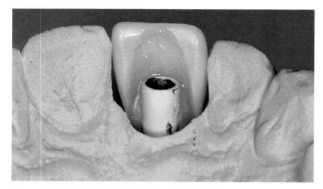

图9   调改树脂牙冠后喷砂处理，临时基底遮色

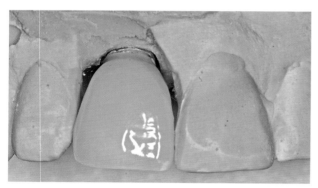

图10   完成的临时修复体

在技工室，在印模帽上安装种植体替代体。去除上颌右侧中切牙，修改石膏模型。切除该牙位下方的基座，允许戴有替代体的印模帽被动就位，避免石膏阻挡。在愈合帽周围灌注速凝石膏，形成工作模型（图8）。

调改制作临时修复体的常规颈八角钛基底，涂遮色剂。将成品丙烯酸树脂牙冠（Vitapan Lumin Acryl）修整为合适的大小和形状，用丙烯酸树脂（Palapress，Heraeus Kulzer）粘接固位在钛基底上，形成螺丝固位的临时修复体（图9，图10）。

调改临时修复体龈下部分的外形轮廓（图11），用SCS螺丝刀及扭矩控制扳手将临时修复体戴入口内，扭矩为20N·cm（图12）。调𬌗，在前伸𬌗运动时，避免临时修复体的直接接触。告知患者在使用临时修复体时，避免咬坚硬的食物和唇向杠杆力。戴入临时修复体后分别于1周、1个月和3个月时复诊（图13）。在1个月和3个月时分别拍摄放射线片。

拔牙／种植体植入6个月后进行最终修复，这时已获得稳定的种植体周软组织轮廓（图14）。采用常规颈八角印模帽进行种植体水平印模，在印模帽的穿龈部分注入流动树脂以复制出临时修复体成形的穿龈轮廓（图15）。

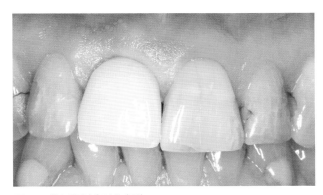

图12　戴入即刻临时修复体

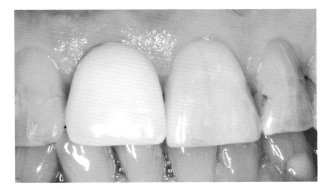

图13　戴入临时修复体3个月之后

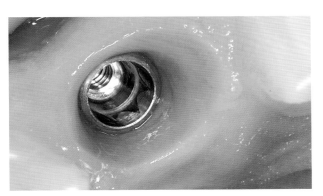

图14　临时修复体所成形的软组织轮廓

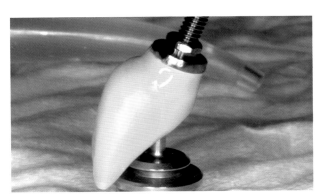

图11　调改临时修复体的穿龈轮廓，减轻软组织变白

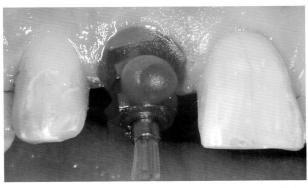

图15　流动树脂注入印模帽周围，填补空隙，复制软组织轮廓

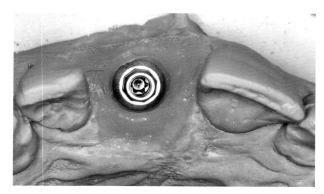

图16　安装1.5mm高的常规颈八角基台的工作模型

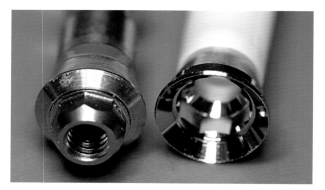

图17　常规颈八角替代体与1.5mm高的常规颈八角基台相连接；用于制作修复体的常规颈八角金基底

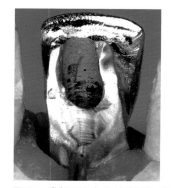

图18　常规颈八角金基底的铸型

在终印模上，将用于技工制作的常规颈八角替代体安装于印模帽上，用Ⅳ型牙科石膏灌注工作模型（震动、搅拌）。模型上殆架后，决定执行病例评估时的治疗计划，制作腭侧螺丝固位的金属烤瓷修复体。选用1.5mm高的常规颈八角基台（图16）和常规颈八角金基底。八角金基底用于制作金属烤瓷修复体的金属基底蜡型（图17）。选用贵金属（PontoLloyd P，Bego），应用失蜡铸造技术制作金基底（图18）。在金基底上涂瓷（Vita VM13）制作螺丝固位的金属烤瓷修复体其穿龈轮廓与临时修复体相似（图19）。

戴入最终修复体时，取下临时修复体，将1.5mm高的常规颈八角基台拧紧至35N·cm。调整最终修复体的邻接点和咬合接触，完全合适后，将殆向螺丝拧紧至15N·cm。18个月后随访时拍摄放射线根尖片，显示稳定的种植体周围骨高度（图20）。

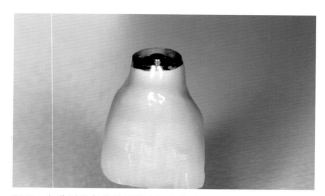

图19　与临时修复体外形轮廓相类似的最终修复体

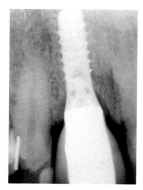

图20　8个月时稳定的种植体周围骨高度

通过理想地植入种植体和在临时修复最后阶段进行精细的软组织扩增，取得了极佳的美学效果（图21）。18个月后可见稳定的软组织效果（图22）。24个月随访时拍摄放射线根尖片，显示稳定的种植体周围骨高度（图23）。

致谢

技工室程序

Mark Davis and James Brown − Asling Laboratory, Melbourne, Australia.

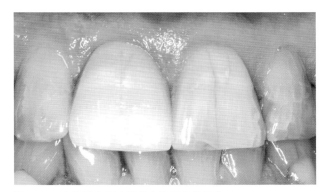

图21　18个月后处于功能状态的最终修复体

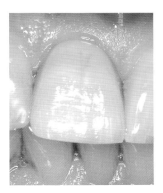

图22　18个月后稳定的种植体周软组织

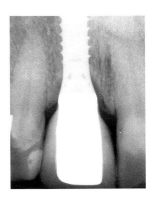

图23　24个月时的放射线片

4.12   上颌右侧中切牙缺失种植修复的即刻负荷方案

D. Morton, J. Ruskin

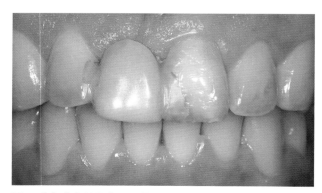

图1   修复前的近距离正面观

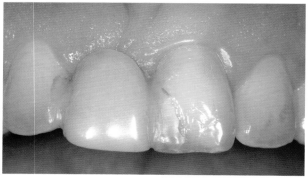

图2   修复前的前上颌近距离正面观

23岁男性患者，咨询修复缺失的上颌右侧中切牙。患者有哮喘病史，少量吸烟（每天5支，吸烟时间3~5年）。患者曾进行正畸治疗排齐牙列，对美学效果满意。

牙周健康，牙龈为厚龈生物型（图1，图2）。患者有理性的美学要求，并期望一个更加持久的修复。大约10岁时，外伤导致上颌右侧中切牙缺失。最初将复合树脂过渡义齿粘接到左侧中切牙上。粘接断裂后将丙烯酸树脂牙冠直接粘接固位于两侧邻牙上（图1，图2）。在前上颌，右侧上颌中切牙和侧切牙龈缘不协调。患者不希望再进行正畸治疗以改善牙齿的排列和牙龈的对称性。

向患者提供几种治疗方案，包括：

- 方案1：用左侧中切牙固位的永久金属烤瓷悬臂式固定义齿。
- 方案2：树脂粘接固位的三单位永久金属烤瓷固定桥。
- 方案3：右侧中切牙种植体支持的修复体，左侧中切牙基牙支持的单冠。

患者同意种植体支持修复体的治疗方案，邻牙进行冠修复。因此，去除现在的修复体，仔细评估左侧中切牙，能够作为基牙支持一个全冠修复体（图3）。用不可逆的水胶体制取印模，用低膨胀牙科石膏灌注模型，制作并戴入临时固定修复体（图4）。

利用这副模型制作外科模板，为种植体植入时标示所期望的种植体唇舌向及近远中向的位置（图5）。固定过渡义齿可以标示所期望的种植体肩台的植入深度（图6）。

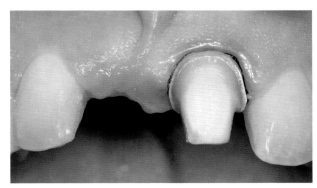

图3　上颌右侧中切牙和邻牙的正面观

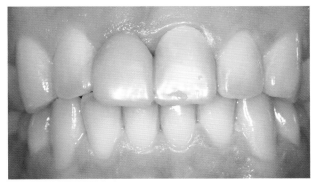

图4　4周后复诊时的固定过渡义齿

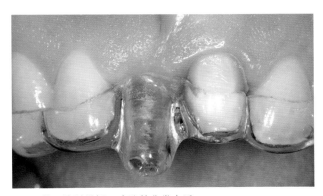

图5　戴入外科模板，确认其非常合适

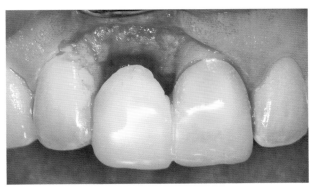

图6　戴入消毒后的临时修复体，标示所期望的种植体肩台植入深度（未来龈缘根方2mm处）

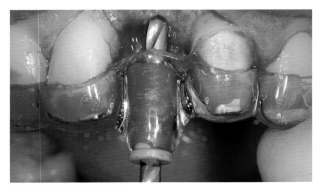

图7　在外科模板下预备种植窝

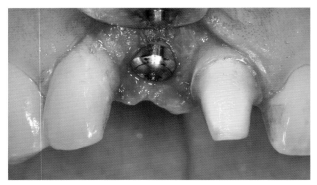

图8　植入的种植体

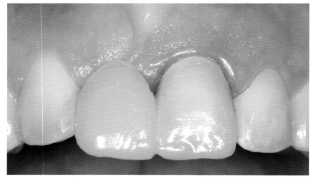

图9　戴入的临时修复体（种植体植入24小时之后）

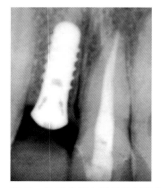

图10　种植体植入后的放射线片

按照模板的引导，植入1颗Straumann美学种植体（体部直径4.1mm、长度10mm，常规颈修复肩台直径4.8mm），种植体肩台的植入深度位于过渡义齿龈缘根方约2mm处、未来邻牙修复体龈缘根方1mm处（图7，图8）。旋入封闭螺丝，关闭创口，戴入过渡义齿（图9）。之后，拍摄放射线片，确认种植体植入位置正确（图10）。

种植体无干扰愈合6周之后，小心取下过渡义齿并进行位点评估（图11）。软组织健康，适合进行暴露种植体的外科手术。用种植体支持的临时修复体创造出理想的穿龈轮廓。暴露种植体的外科手术前拍照片记录邻牙的表面特征，用比色板记录、比色（图12，图13）。

应用5mm直径的组织环切刀获得进入种植体的通道。为了避免唇侧软组织丧失，要保证环切是位于种植体表面、适当偏向腭侧的位置。另外，环切位置应该与两颗邻牙的距离相等，避免破坏将形成种植修复体两侧龈乳头（图14，图15）。

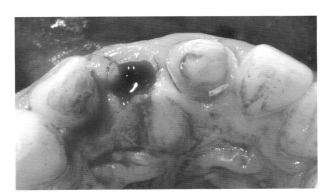

图11　种植体植入6周后的软组织状态

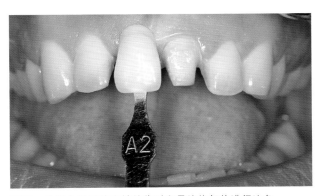

图12　为制作种植体支持的临时和最终修复体进行比色

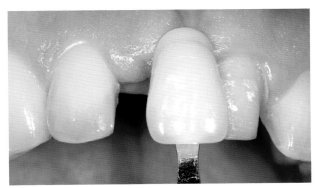

图13　用比色板记录表面特征和邻牙形态的近距离观

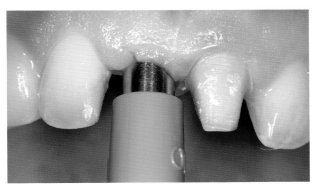

图14　用直径5mm的组织环切刀暴露种植体

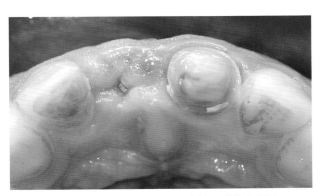

图15　二期手术的殆面观，注意在两侧邻牙边缘保留了1.5mm的软组织，切口位于腭侧

在种植体上安装4mm高的实心基台，扭矩为15N·cm。实心基台用于支持种植体上的临时修复体，之后将被取出以便戴入最终修复体（图16）。

口内安装印模帽和定位柱，用聚乙烯硅橡胶制取种植体肩台、基台以及已预备的邻牙的印模（图17）。用速凝的Ⅳ型牙科石膏灌注模型（图18）。修除基台周围的石膏，以便形成临时修复体正确的穿龈轮廓。涂分离剂。在诊断蜡型上制作中空模板，方便于种植体支持的丙烯酸树脂临时修复体的制作（图19～图22）。用临时粘接剂粘接固位的临时修复体（图23）。

愈合4周之后，进行再次评估。软组织健康，邻面软组织的形态和质量令人满意（图24，图25）。取下临时修复体的实心基台（图26），用个性化八角印模帽制取种植体及邻牙龈沟的印模。

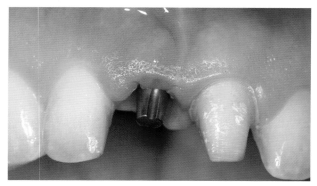

图16　安装用于临时修复体的4mm高的实心基台

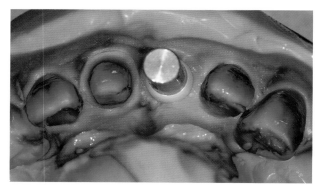

图17　种植体肩台、实心基台以及相邻基牙的聚乙烯硅氧烷印模

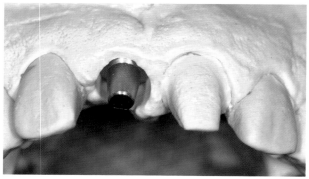

图18　制作临时修复体的石膏模型

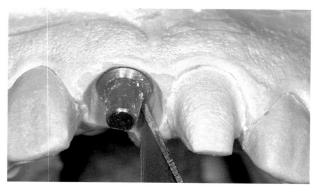

图19　在模型上形成正确的穿龈轮廓

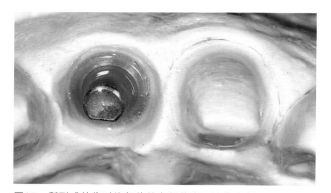

图20　所形成的临时修复体的穿龈轮廓，涂分离剂

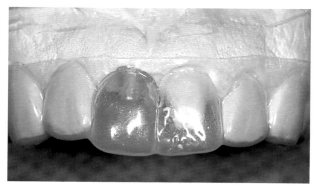

图21　试戴诊断蜡型上制作的中空模板

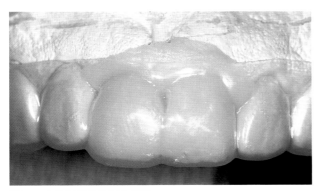

图22　直接制作的临时修复体

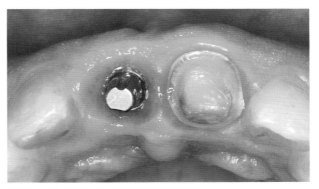

图25　愈合4周之后，邻牙龈沟的殆面观

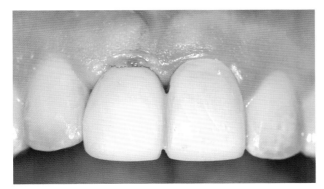

图23　戴入种植体支持的临时固定修复体

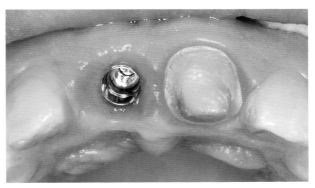

图26　愈合4周之后，种植体和邻牙殆面观

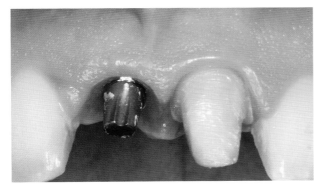

图24　愈合4周之后，临时修复体的基台和临牙的正面观

低膨胀率的Ⅳ型牙科石膏灌注模型，用咬合记录上𬌗架。用已调改的八角金基底制作个性化金属烤瓷基台（图27，图28）。基台在龈缘根方大约1mm处形成修复体粘接边缘线，增加瓷向龈下的延伸深度。这将减少最终修复体安装后金属通过唇面软组织透色的可能性。然后，制作2颗中切牙的最终全瓷修复体和全瓷冠（In-Ceram）（图29）。

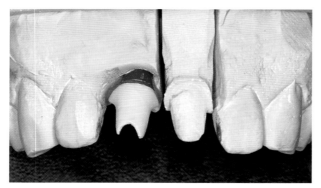

图27 个性化金属烤瓷基台在模型上的正面观

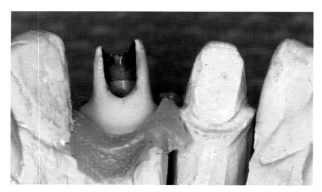

图28 个性化金属烤瓷基台在模型上的腭侧观

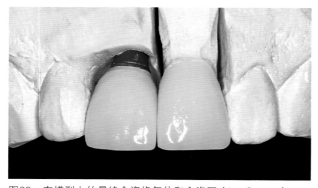

图29 在模型上的最终全瓷修复体和全瓷冠（In-Ceram）

试戴个性化八角金基台，确定粘接边缘在龈下的位置以及合适的邻面组织支持（图30）。戴入最终全瓷修复体和全瓷冠，调整邻面接触点和咬合。用抛光轮抛光，使之有釉质样表面。确定邻面接触点与咬合关系后，永久粘接固定（图31，图32）、3年后随访时，患者对治疗效果非常满意，组织健康，放射线检查无异常（图33）。

致谢

技工室程序

Jimmitchell – M&M Dental Laboratory, Gainesville, Florida, USA.

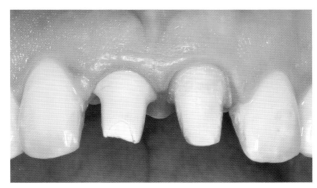

图30 试戴最终的个性化基台

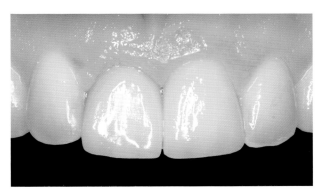

图31 戴入最终全瓷修复体和全瓷冠后的正面观

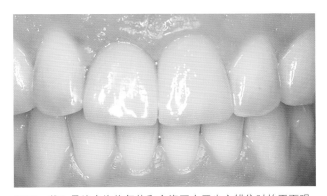

图32 戴入最终全瓷修复体和全瓷冠在牙尖交错位时的正面观

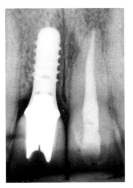

图33 3年后随访时的放射线片

4.13　上颌右侧中切牙缺失种植修复的早期负荷方案

J. Ganeles

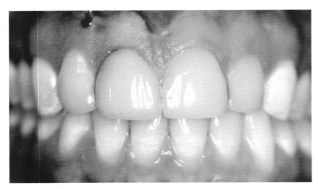

图1　原始状况

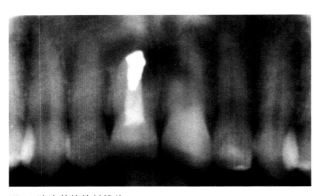

图2　治疗前的放射线片

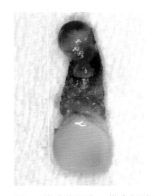

图3　拔除的牙齿，带有根端肉芽肿

　　26岁健康女性患者，要求评估和治疗失败的上颌右侧中切牙。9岁时此牙受过外伤，后来进行了几次常规根管治疗和固定修复。虽然经过多次治疗，但根尖部黏膜仍存在一个反复发作的瘘道，唇侧中部有7mm深的脓性牙周袋（图1）。其他牙面探诊深度为3mm，没有炎症。

　　患者为中厚龈生物型、尖圆形牙冠和中高位笑线，大笑时暴露全部牙龈乳头和几毫米的牙龈。上颌右侧侧切牙、左侧中切牙和侧切牙均为瓷贴面，看上去有些偏大，最终需要重新修复。患者强烈要求不再进行牙体制备，并且不考虑用固定桥修复右侧中切牙。

　　剩余牙列完整，殆关系良好，牙周健康。根尖放射线片和曲面体层放射线片可见右侧中切牙根尖区较大的透射影像，无其他病理征象（图2）。牙体医生认为根尖折断或存在其他不能治疗的根尖周病变，没有保留价值。临面牙槽嵴高度正常，无吸收。

　　经讨论后决定，不翻瓣拔除右侧中切牙。仔细搔刮牙槽窝，确保完全刮除根端肉芽肿和其他的软组织（图3）。拔牙窝内放入明胶海绵以帮助止血。同时戴入可摘局部过渡义齿维持前牙缺美观。义齿不要压迫创口的边缘组织。

经过5周的无干扰愈合，患者复诊做种植手术。再次检查，可见唇侧外形有明显塌陷（图4a~d）。

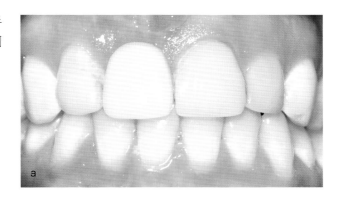

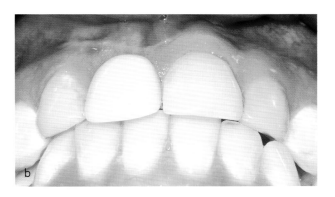

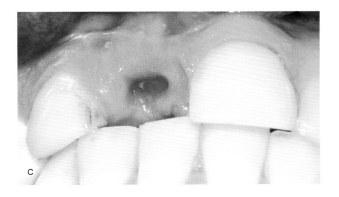

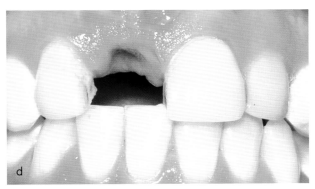

图4a~d　拔牙5周之后，戴和不戴可摘局部过渡义齿均可见组织塌陷

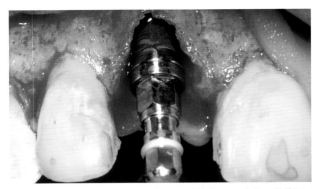

图5a   正面观，带有携带体的常规颈种植体，正确的三维位置

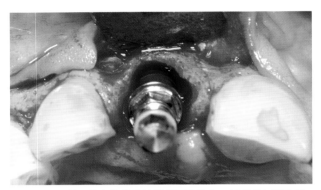

图5b   殆面观，带有携带体的常规颈种植体，正确的三维位置

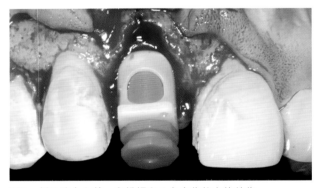

图6   创口缝合之前，印模帽和八角定位柱卡抱就位

翻开全厚瓣之后，再一次彻底搔刮拔牙窝，预备种植窝，植入种植体，进行同期骨增量。按照预期理想的三维位置植入种植体，在2颗邻牙的中央位置植入1颗SLA表面的Straumann标准美学种植体（体部直径4.1mm、长度12mm，常规颈修复肩台直径4.8mm）。种植体肩台位于左侧中切牙釉牙骨质界根方大约2mm处，种植体长轴正好斜向预期的最终修复体切缘的腭侧（图5a，b）。

种植体的植入扭矩约为25N·cm。为了便于将来制作临时修复体，进行术中印模。在种植体上安装八角印模帽和定位柱，对种植体表面防护之后，用聚乙烯硅氧烷（PVS）制取全牙列印模（图6）。

印模之后，种植体上安放一个大号愈合帽。从右侧上颌结节区取自体骨和结缔组织，将骨碎屑植入种植体唇侧裂开式骨缺损内，并将其压实。为了完全矫正缺损区，要在颊殆线角区的骨高度及宽度上过度补偿。将可吸收性胶原膜覆盖在移植物表面（图7）。将从上颌结节远中切取的去上皮牙龈组织覆盖在屏障膜表面，并用可吸收缝线与唇侧瓣固定。采用骨膜松弛切口推进唇侧瓣，覆盖移植后的位点，可以获得创口初期关闭，为移植的硬组织和软组织提供了一个理想的封闭性愈合环境（图8）。磨改可摘过渡义齿的龈缘处，避免对术区产生压力。

在愈合期间，将术中印模、咬合记录、对颌模型和比色信息转给技师，用来制作螺丝固位的临时修复体（图9）。用八角钛临时基底作为修复体的基底，具有美学效果的复合材料制作临时修复体，其颈部穿龈轮廓要与冠的形态相协调。

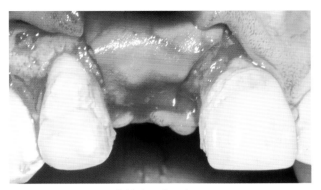

图7　骨移植后用可吸收性胶原膜覆盖

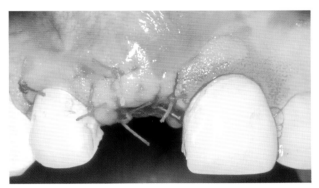

图8　牙龈结缔组织移植之后，将瓣冠向推进，缝合创口

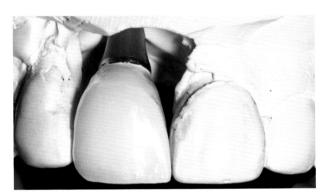

图9　模型上螺丝固位的复合树脂临时修复体

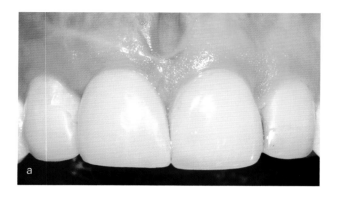

种植体植入10周之后，在戴入临时修复体和软组织成形之前开始进行种植体暴露手术。应用"翻转技术"（roll technique）暴露种植体，同时再次进行唇侧软组织增量。翻转技术是在封闭螺丝冠方的牙龈，做近中、远中和偏腭侧的切口形成组织瓣，去上皮后根向移位，缝合于唇侧牙龈的下方。目的是再次增量唇侧牙龈，重塑牙根样突起。戴入螺丝固位临时修复体（图10a，b），可见到周围的牙龈组织变白，但很快会消失。

临时修复体戴用了2个月，牙龈已经愈合并完成了轻微的塑形。然后制取终印模，采用软组织转移技术将牙龈轮廓传递给技师（图11a，b）。

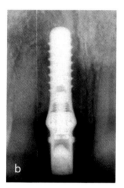

图10a，b 戴入种植体的临时修复体

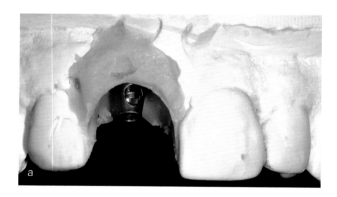

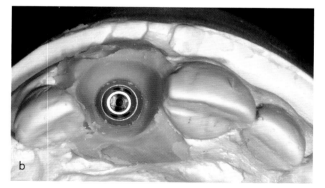

图11a，b 用牙龈外形轮廓转移后的终印模灌注的石膏模型

决定采用横向螺丝固位的金属烤瓷修复体。这是本病例最恰当的修复设计，其主要原因如下：首先，修复体边缘在腭侧和邻面的龈下深度是横向螺丝固位修复体的指征；其次如采用殆向螺丝固位修复体，轴向通道（螺丝通道）接近切端，很难用美学材料进行掩饰；最后，患者的高位笑线以及对美学的要求，要求修复体切端为瓷材料，这样可达到理想的视觉效果，提供光反射和龈下位置处的牙龈亮度。基于以上要求和条件，技师用横向八角套件制作了金属烤瓷修复体（图12a～c）。

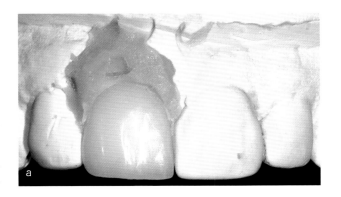

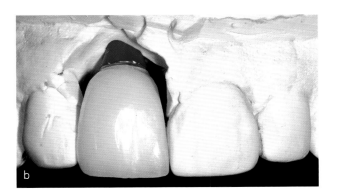

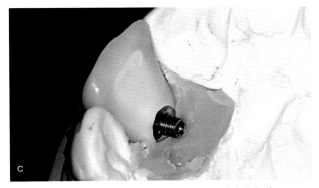

图12a～c 在模型上的横向螺丝固位的金属烤瓷修复体

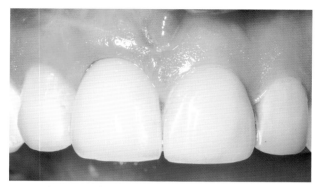

图13 戴入最终修复体4周后的临床表现

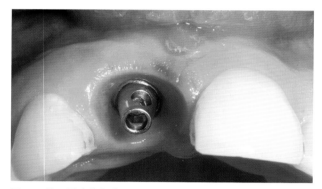

图14 戴入最终修复体4周后健康的龈下轮廓

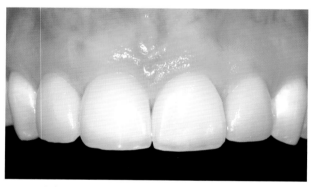

图15 治疗后50个月时的临床表现,牙龈稳定

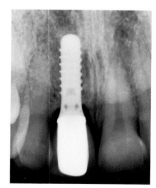

图16 治疗后50个月时的放射线片,牙槽嵴高度稳定

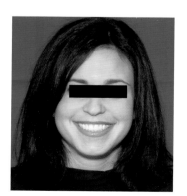

图17 治疗后50个月时的临床评估,完美的美学效果

取终印模8周后戴入最终修复体。戴入修复体4周后复诊,并评估牙龈反应(图13)。为了拍摄照片,取下修复体(图14)。可见极佳的美学效果和龈缘对称的软组织反应,特别是健康的龈下过渡带,已完全上皮化并且没有炎症。清晰可见,保持了唇侧/牙龈的丰满度和形态,在右侧中切牙位点呈现牙根样突起。

2年后,上颌左侧中切牙进行了全瓷贴面。大约每隔2年多随访1次,在第50个月时,进行牙周评估。这次随访,进行了临床、照片和放射线评估(图15~图17)。继续维持了牙龈健康、高度稳定以及极佳的美学效果。2颗中切牙的龈缘非常对称。和左侧中切牙、侧切牙位点相比,右侧中切牙和侧切牙位点具有理想的龈乳头高度。和种植体植入后早期的照片对比,可见右侧中切牙和侧切牙之间的龈乳头高度得到了改善。放射线片显示骨-种植体界面为正常的放射线表现,邻面骨高度得以维持。

为了照相，取下种植修复体，评估种植体周牙龈界面（图18a，b）。软组织形态和种植体植入后的早期照片非常相似，维持了上皮化的龈沟，软组织健康和软组织轮廓稳定。与两邻牙之间的龈乳头正常。龈沟的封闭式检查提示建立了龈下组织的血管袢，并且没有炎症。

结论，本病例显示一个伴有牙槽嵴中度破坏和高美学要求的慢性感染中切牙患者的种植修复。选择了对缺失牙槽嵴重建和种植体植入最有效和可预期的治疗方案。另外，采用术中印模进行可预期和计划性修复程序，明显缩短了治疗时间、加速了牙龈组织成形。这就允许技师制作一修复体，在种植体暴露手术时将其戴入，可显著地降低软组织成形时所需要的多次调整。长期随访时显示的极佳美学效果，清楚地证明了种植体、修复体和周围组织的稳定性。

致谢

Dr. Joel Gale – Aventura, Florida, USA,for ceramic veneer rest orations.

技工室程序

Michael Hahn – DAS Dentallabor, Boca Raton, Florida, USA, for all restorations shown.

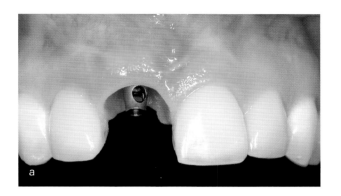

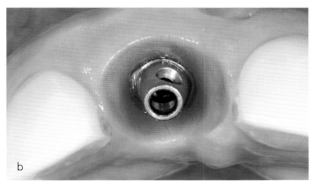

图18a，b　治疗后50个月时评估，龈下轮廓健康、无炎症

上颌前部的连续多颗牙缺隙

4.14　上颌4颗切牙缺失种植修复的即刻负荷方案

D. Morton, J. Ruskin

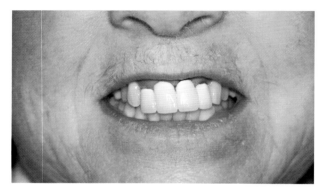

图1　治疗前的正面像

2001年11月，53岁女性患者，因寻求其上颌切牙的治疗方案和建议而就诊。患者对现有修复体的美观和功能均不满意（图1～图3）。患者身体健康，无口腔治疗禁忌证。

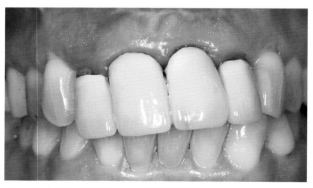

图2　治疗前牙尖交错位时的近距离正面观

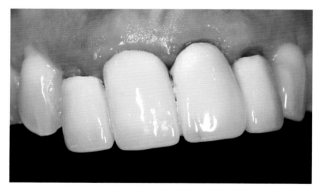

图3　治疗前上颌前牙修复体的近距离正面观

检查所见，口腔健康状况不理想。尽管牙周探诊深度均不超过3mm，但患有常见的成人慢性牙周炎，并且表现出多位点的探诊出血。此外，许多余留牙曾进行大面积充填和根管治疗，并患有继发龋。放射线和临床检查，4颗上颌切牙有大面积的活动龋（图4~图7），去除联冠后确定无法修复。去除龋坏，戴入过渡义齿，并告诉患者去牙周科和牙体科进行相关治疗。

由于种植体之间以及种植体和邻牙之间必须有足够的距离，而对上颌前牙区的详细评估显示，没有足够的空间可以植入4颗种植体（种植体与邻牙之间为1.5mm，种植体与种植体之间为3.0mm）。因此，决定采用2颗种植体支持四单位的固定修复体。设计了几种关于种植体植入位置的方案，包括：

- 方案1：在2颗中切牙位点植入2颗种植体。
- 方案2：在2颗侧切牙位点植入2颗种植体。
- 方案3：植入2颗交错排列的种植体，一颗在中切牙位点，另一颗在对侧的侧切牙位点。

在2颗中切牙位点植入2颗种植体的优势在于：该方案可以通过使用标准直径（4.1mm）种植体最大限度地获得骨−种植体接触，从而为修复体提供理想的位置。此外，该方案可用于临时修复和最终修复这两个阶段（包括粘接和螺丝固位）。该方案的劣势在于2颗种植体相比邻，尽管患者的理性美学要求和中厚−厚龈生物型已经将与之相关的风险降到最低程度。

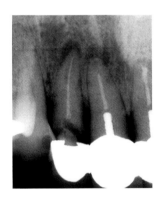 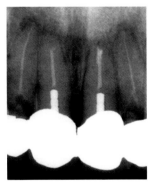 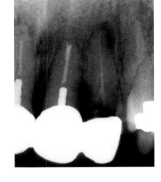

图4~图6　上颌切牙治疗前的放射线根尖片

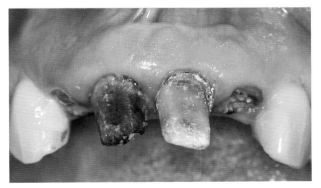

图7　上颌切牙治疗前的近距离观

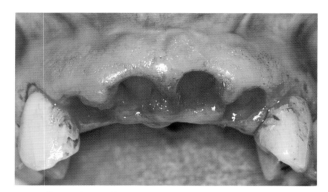

图8 拔牙后的上颌前牙区

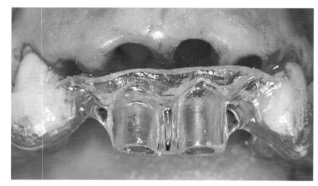

图9 戴入外科模板，设计外科模板的目的是引导种植体的近远中向和唇腭向位置

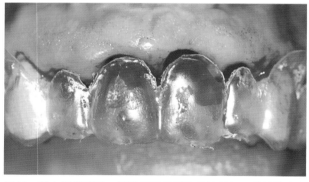

图10 戴入深度模板，设计深度模板的目的是标示种植体肩台（修复体边缘）的深度

在两侧侧切牙位点植入2颗种植体是不合理的，因为以修复为导向的种植体植入会损伤邻牙。

尽管患者有理性的美学期望值，我们仍然告知患者整个愈合阶段的美观问题。得到患者的理解之后，如下两种建议可供患者选择：

· 拔除患牙，种植体植入前的拔牙窝愈合期，戴用可摘局部过渡义齿，在拔牙窝愈合之后植入种植体。
· 拔除患牙，如果拔牙窝的条件许可，在两侧中切牙位点即刻植入（Ⅰ型）2颗种植体。

在种植体植入以后，缺牙区的过渡义齿有以下两种选择：

· 戴用可摘局部过渡义齿，直到应用种植体支持的临时修复体负荷时（6～8周）。
· 种植体用丙烯酸树脂临时固定修复体即刻负荷。

患者考量之后，同意以上治疗计划，并做出如下选择：

- 拔除患牙。
- 如果拔牙窝的条件许可（保存唇侧骨壁和最小的软组织损伤），在2个中切牙位点即刻植入种植体。
- 如果具备充分的种植体稳定性，戴入四单位的临时固定修复体即刻负荷（与对颌牙列接触的临时修复体）。

告知患者与治疗计划相关的并发症风险，包括因种植位点损伤造成的早期种植体脱落，因而需要进行骨移植和延长治疗时间。同时，也告诉患者应尽量避免即刻临时修复体的任何功能性接触。

对硬组织和软组织微创下拔除4颗上颌切牙（图8），2个中切牙位点可以满足即刻植入种植体（Ⅰ型）的需要。按照先前的修复体设计，在外科模板下预备种植位点（图9～图11），植入2颗Straumann锥形柱状（TE）种植体（体部直径4.1mm、长度10mm，常规颈修复肩台直径4.8mm），并获得了初始稳定性（图12）。选择2个4mm高的实心基台支持临时修复体，用15N·cm的扭矩使其就位（图13）。

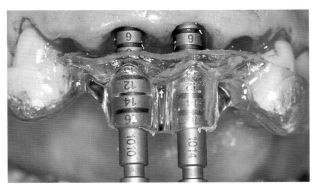

图11　确认预备的种植窝的近远中向和唇舌向方向

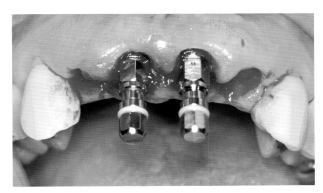

图12　植入2颗Straumann锥形柱状种植体

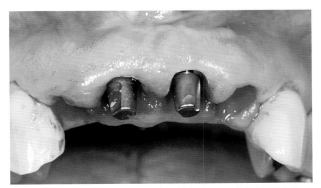

图13　安放用于固位临时修复体的基台（4mm高）的正面观

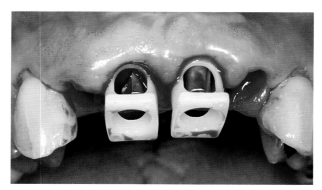

图14　安放印模帽

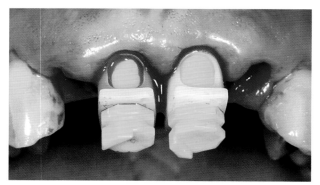

图15　安放定位柱

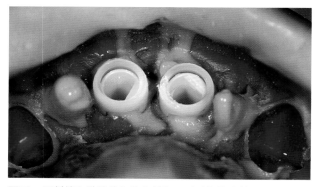

图16　即刻植入种植体和基台的聚乙醚硅氧烷印模

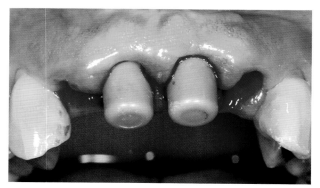

图17　安放保护帽以防止组织塌陷

仔细安放用于4mm高实心基台的印模帽和定位柱（图14，图15），用聚乙醚硅氧烷印模记录种植体和余留牙的位置（图16）。在基台上放置保护帽，以防止技工室制作临时修复体期间的组织塌陷（图17）。

与直接法相比，间接法制作临时固定修复体对种植体位点的损伤较小。由于种植体获得了初始稳定性，制取印模是安全的操作程序，不能承受制取印模的种植体被视为是即刻负荷的禁忌证。

在印模中安放种植体替代体，灌注低膨胀的Ⅳ型石膏（图18，图19）。修整石膏模型，形成2颗侧切牙区卵圆形悬臂桥体和种植体周围合适的穿龈轮廓。石膏表面涂分离剂（图20），然后在石膏上制作临时修复体。

在口内调𬌗，获得尖牙交错时的稳定𬌗接触和随意运动（尤其是前伸𬌗）时的最小接触。然后抛光，用聚羧酸粘接剂粘接固定（图21，图22）。拍摄放射线片作为术后参照和确认种植体的正确位置。确认咬合状态，并反复告诫患者要仔细控制负荷。

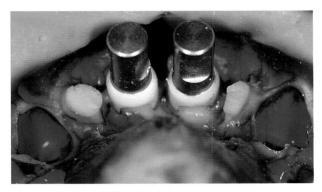

图18　在印模中安放种植体替代体

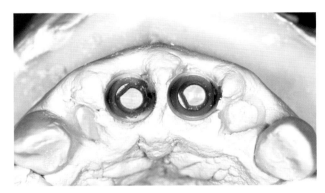

图19　间接法制作临时修复体的低膨胀Ⅳ型石膏模型

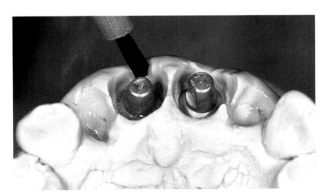

图20　在修整好的石膏模型上涂布分离剂，修整模型以支持侧切牙的卵圆形桥体

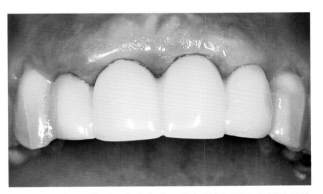

图21　即刻戴入临时固定修复体。修复体以2颗中切牙种植体作为固位体，2颗侧切牙区为卵圆形悬臂桥体

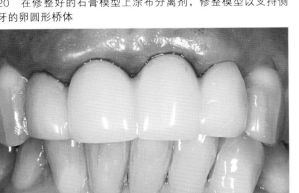

图22　即刻戴入的临时固定修复体

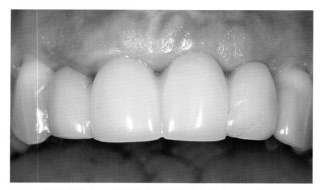

图23　种植体植入12周后的临时固定修复体的正面观

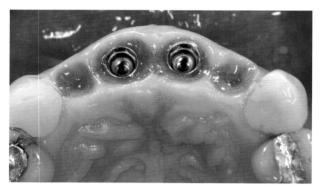

图24　种植体植入12周后软组织𬌗面观

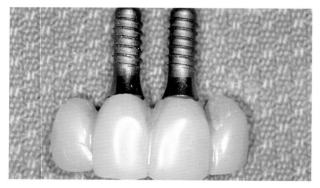

图25　临时修复体上安放种植体和基台的替代体

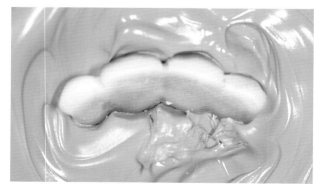

图26　替代体和临时修复体埋入印模材，深度至邻面接触点

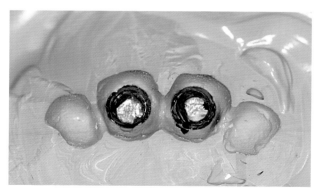

图27　复制出临时修复体在口腔内建立的黏膜下穿龈轮廓

在第1周、第4周和第8周复诊，患者叙述只有轻微的术后不适，从未出现甚至感觉修复体松动。在种植体植入12周后评估临时修复体和软组织反应（图23），适合制取终印模。取下临时修复体和基台，清除种植体肩台的残留粘接剂（图24）。

然后清除临时修复体的残留粘接剂，将临时修复体安放在种植体和基台的替代体上。将临时修复体和替代体埋入可硬化的聚丙烯硅氧烷印模材，埋入深度至邻面接触点（图25，图26）。印模材硬固后，取出临时修复体，显露出所复制的从种植体修复体边缘至游离龈边缘的过渡带（或黏膜下轮廓）（图27）。

将印模帽和定位柱小心地就位于埋入印模材中的种植体和基台替代体上（图28，图29）。将自凝丙烯酸树脂注入印模帽周围的间隙和卵圆形桥体位点，复制临时修复体的形态（图30）。

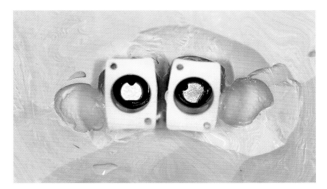

图28　在种植体替代体上安放印模帽

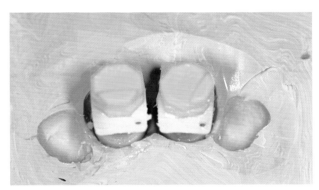

图29　将定位柱安放在印模帽内

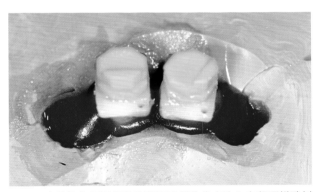

图30　在种植体周围间隙和卵圆形桥体位点注入自凝丙烯酸树脂

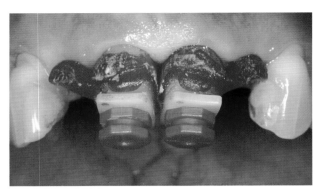

图31　已经就位的个性化印模帽和八角定位柱

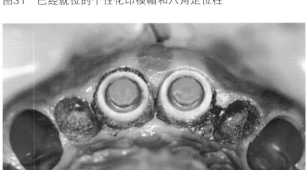

图32　带有个性化印模帽的聚乙烯硅氧烷印模，丙烯酸树脂复制了临时修复体建立的穿龈轮廓

在种植体上安放个性化印模帽，并马上安装八角定位柱（图31）。然后用聚乙烯硅氧烷印模材制取上颌印模（图32）。用低膨胀的石膏灌注工作模型，安放八角横向（TS）基台制作原来所设计的修复体。工作模型复制了中切牙位点临时修复体的穿龈轮廓以及侧切牙位点卵圆形桥体的形态。

计划用螺丝固位的固定修复体，避免戴入最终修复体时留有残余粘接剂的后患。制作基底蜡型，铸造，并且确定咬合间隙和被动性就位（图33～图35）。在基底上分层烤瓷以获得原计划修复体色泽和外形（图36，图37）。将临时修复体返回临床之前，在模型上验证被动性就位。

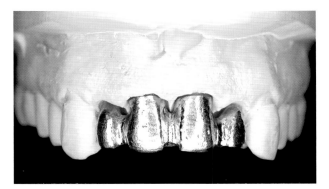

图33　最终修复体基底的正面观

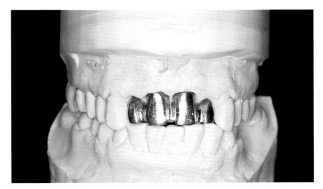

图34　将基底戴入𬌗架的模型上，以确定有足够空间饰瓷

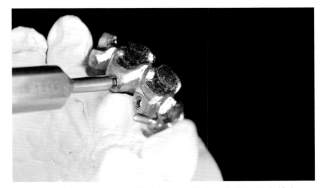

图35　确定基底的被动就位（每个螺丝的被动性与适合性）

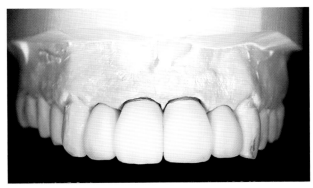

图36　固定修复体的正面观

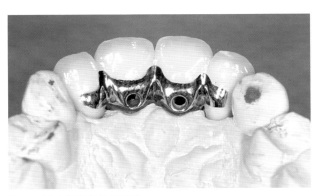

图37　固定修复体的腭侧观

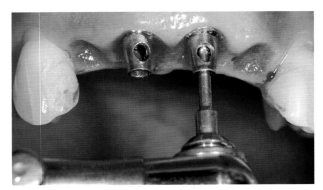

图38 旋紧最终的横向螺丝固位的八角基台

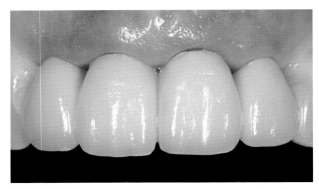

图39 戴入最终修复体，注意左侧中切牙位点唇侧暴露的金属边缘。邻近右侧中切牙和卵圆形桥体位点的软组织形态非理想

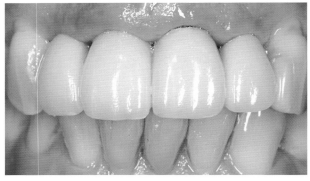

图40 牙尖交错位时的最终修复体的正面观

在戴入修复体时，取下临时修复体和基台，并清洁和吹干种植体。可见健康和形态良好的种植体周软组织。安放横向螺丝固位的八角基台，戴入最终修复体，将螺丝轻轻旋紧以确定就位之后，在无干扰下将螺丝旋紧至35N·cm（图38，图39）。确认并调整咬合和邻面接触点，并在旋紧横向固位螺丝之前抛光修复体。

尽管患者对美学效果非常满意，但左侧中切牙位的种植修复体金属边缘显而易见（图39，图40）。唇侧的龈沟探诊深度约1mm，决定在修复体使用6周后评价软组织反应。

在6周复诊时，暴露的金属边缘已经被再生和冠向迁移的种植体周软组织所覆盖（图41）。放射线片证实令人满意地保存了卵圆形桥体区和种植体之间的骨量（图42）。使用3年之后，修复体完好和软组织健康（图43），患者对治疗的各个方面均非常满意。

致谢

技工室程序

Todd A. Fridrich − Definitive Dental Arts，Coralville，Iowa，USA.

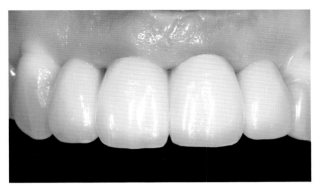

图41　修复体使用6周后的正面观，注意左上中切牙修复体唇侧软组织的冠向迁移

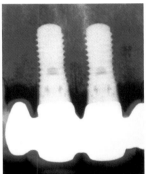

图42　6周后复诊时的放射线片

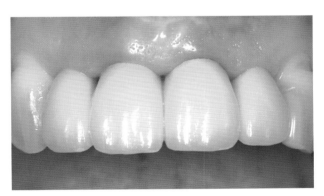

图43　戴入最终修复体3年后的正面观

4.15 上颌4颗切牙缺失固定修复体种植修复的早期负荷方案

S. Chen, A. Dickinson

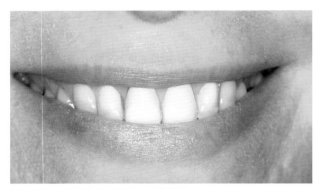

图1 面部的正面观，显示患者的笑像

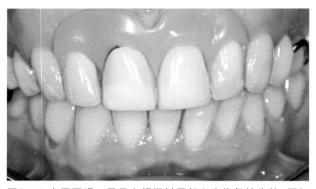

图2 口内正面观，显示上颌塑料局部义齿修复缺失的4颗切牙，并有1个大基托

　　46岁女性患者，于2004年3月因寻求替换4颗上颌切牙的丙烯酸可摘局部义齿的修复方案而就诊。患者早在20多岁时就拔除了患牙，使用该局部义齿大约15年。患者对现有义齿凸起的边缘外观不满意，所以不愿意再行活动修复。只要不影响美学效果，患者期望固定修复。

　　患者身体健康，没有种植治疗相关的全身禁忌证。口腔卫生良好，注意保护余留牙，牙周组织健康。

　　口外检查显示正常的外貌以及面部和唇部支持。大笑时，刚刚暴露上颌牙龈缘（图1）。口内检查可见修复4颗切牙的可摘局部义齿（图2），唇侧基托又大又厚。

缺牙区的评估显示牙槽嵴外形良好，具有良好唇侧轮廓和牙槽嵴高度（图3，图4），有宽而厚的角化黏膜带。厚龈生物型，除了4颗上颌切牙外，上颌左侧第三磨牙也缺失（图5）。

断层片显示牙槽嵴水平向较薄，垂直向有足够的高度（图6）。看上去牙槽嵴外形丰满，是由于唇侧和腭侧黏膜较厚的原因。实际上，唇侧骨嵴有轻微凹陷，估计唇舌向骨宽度为4~5mm。

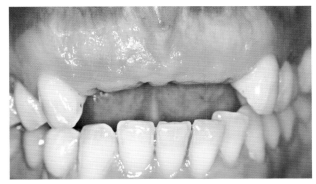

图3　前牙区的多颗牙缺隙的正面观，具有良好的牙槽嵴高度

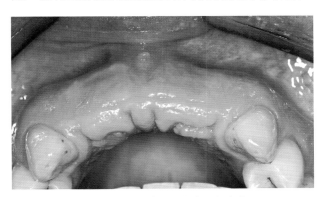

图4　殆面观，显示牙槽嵴具有充足的水平向宽度

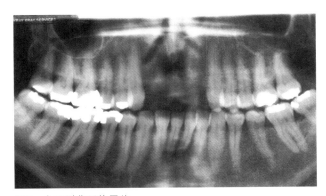

图5　全牙列曲面体层片

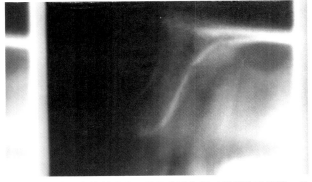

图6　上颌前部直线断层片，显示水平向相对较薄的牙槽嵴，看上去牙槽嵴外形丰满，是由于牙槽嵴顶和唇侧黏膜较厚的原因

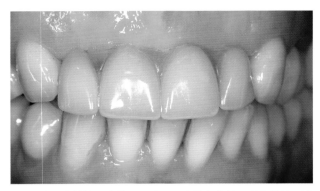

图7 试戴诊断性义齿的正面观。义齿没有基托。照片显示，现有牙槽嵴骨量足以获得良好的美学效果。为了获得良好的软组织美学效果，所设计的义齿的侧切牙颈缘需要与种植体肩台的位置一致。由于侧切牙偏小（近远中向），因此需要种植体植入位置靠近相邻的尖牙

经过与患者讨论其美学要求、骨宽度相对不足以及提供唇部支持的厚塑料基托，患者同意进入诊断阶段。制取印模，制作无基托的诊断性塑料可摘局部义齿。戴入义齿，评估唇部支持、牙龈美学效果以及对发音的影响（图7，图8）。患者戴用义齿1周后复诊，对修复体的形态十分满意。

患者戴着为计算机辅助手术导航（Image GuidedImplants IGI，DenX，Melbourne，Australia）而定制的放射线模板做CT扫描（图9）。用IGI设计软件在重建的横断面影像上确定种植体的数量、位置和方向（图10～图16）。计划在2个侧切牙位点植入2颗Straumann标准美学窄颈（NN）种植体支持四单位的固定修复体。

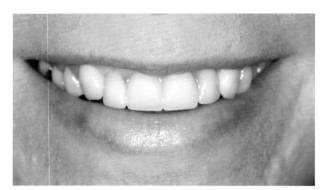

图8 正面像显示诊断义齿获得了良好的唇部支持以及面部和牙齿的美学效果

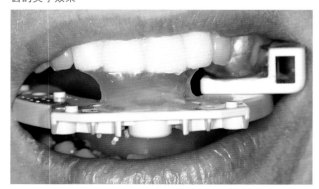

图9 试戴放射线模板，设计时使用IGI导航软件（DenX，Melbourne，Australia）

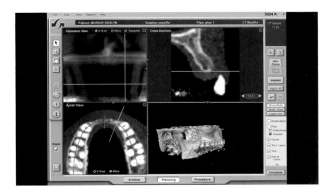
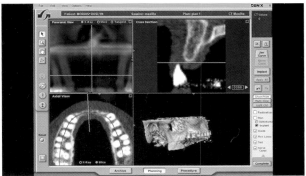
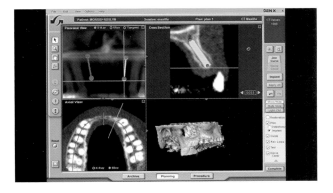
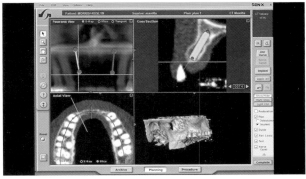
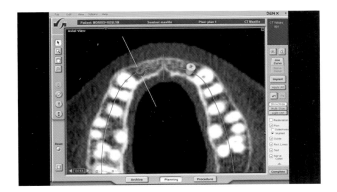
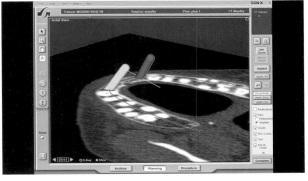
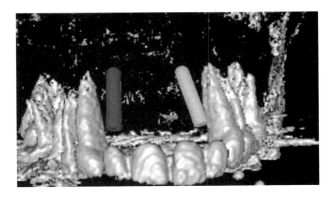

图10～图16　应用CT扫描进行术前评估，用IGI软件设计确定种植体植入的最佳位置为2个侧切牙位点，并设计种植体在2颗侧切牙位点的准确位置。用2颗种植体支持四单位的固定修复体。由于侧切牙牙冠相对较小，牙槽嵴唇舌向宽度较窄，因此选用窄颈种植体。影像显示了2颗Straumann标准美学窄颈种植体（体部直径3.3mm、长度12mm，窄颈修复肩台直径3.5mm）的植入计划

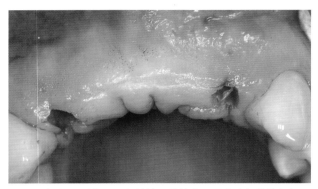

图17   应用IGI系统，不翻瓣植入种植体。用小直径的软组织环切刀切除种植位点的黏膜

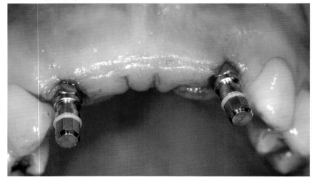

图18   带有携带体的种植体正面观

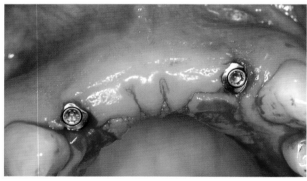

图19   戴入愈合帽的种植体殆面观。不需要缝合

2004年7月，应用导航技术在局麻下不翻瓣植入种植体（图17～图19）。用诊断义齿确定种植体的正确植入位置（图20，图21）。骨密度较低。1周后复诊，愈后良好，无术后并发症（图22）。8周之后，种植体能够承受35N·cm的扭矩，确认获得了种植体骨结合（图23，图24）。同时，放射线根尖片显示种植体周围理想的骨质状态。

手术8周后开始修复治疗。安放窄颈种植体印模帽（直接螺丝固位），用聚乙烯硅氧烷印模材制取印模，用Ⅳ型石膏灌注模型，其中包含了在窄颈种植体替代体的颈部周围放置可取下的硅橡胶弹性"人工牙龈"。然后进行面弓转移，取咬合记录，下颌印模，并进行其他美学记录。

根据外形轮廓完整的诊断蜡型，用标准的Straumann中空基底制作金属烤瓷修复体的个性化中间基底。个性化中间基底进行必要的磨改和除气之后，允许在其表面直接烤瓷。制作中间基底之后，在基底的垂直壁熔附不透明瓷层，形成环形的瓷肩台（图27，图28）。这种肩台的几何形状顺应了弧线形的种植体周黏膜，也形成了最终修复体的边缘界面，在其唇侧和邻面位于黏膜下1～2mm。

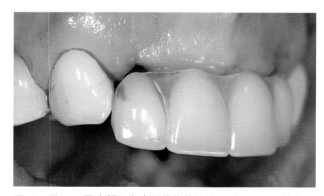
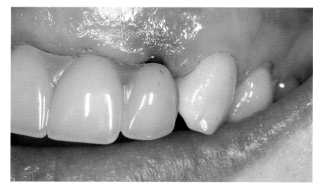

图20，图21   用诊断义齿确认种植体的位置以及和原设计的种植体位置之间的关系。可见愈合帽位于非常正确的位置，恰好位于侧切牙义齿下方

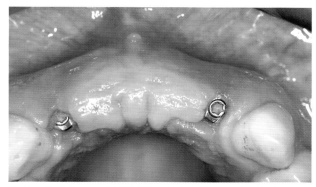

图22　手术位点1周后殆面观。嘱患者用0.2%的氯己定漱口1周，在术后1周时清除菌斑

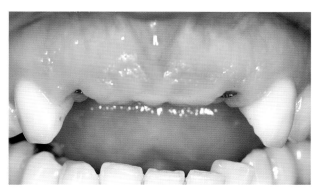

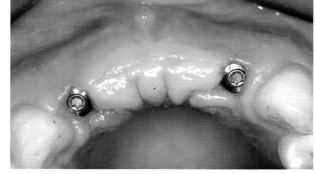

图23，图24　愈合8周后种植体位点的正面观和殆面观。种植体已获得成功的骨结合

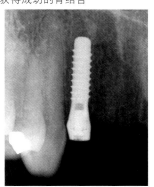

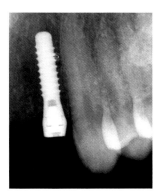

图25，图26　愈合2个月后的种植体放射线片，注意种植体准确地位于邻近上颌尖牙的预定位置，并且有足够的距离以避免损伤天然牙

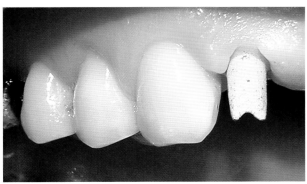

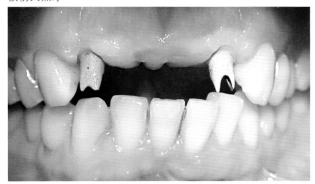

图27，图28　试戴用标准基底制作的个性化金属烤瓷中间基底，在其表面直接烤瓷，在基底的垂直壁熔附不透明瓷，形成环形瓷肩台

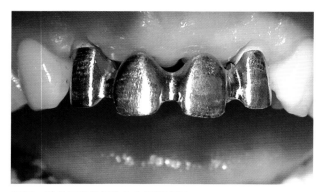

图29 试戴固定修复体的金属基底冠

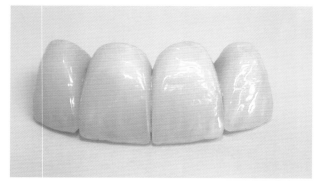

图30 最终完成后的金属烤瓷固定修复体

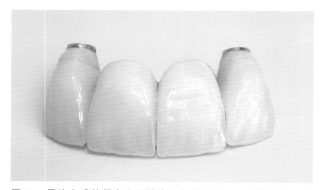

图31 最终完成的带有金属烤瓷中间基底的金属烤瓷固定修复体。展示了穿龈轮廓

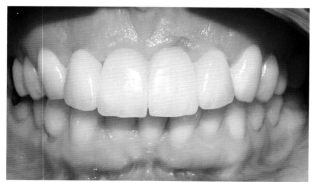

图32 粘接固位后的固定修复体的正面观

试戴中间基底，检查固定修复体金属基底的被动性和精确性就位（图29）。同时，评估环形瓷肩台的位置和外形轮廓，确保能够理想地支撑种植体周黏膜。最终评估𬌗关系，设计基底冠。然后，取下中间基底，安放有斜面的标准愈合帽，重新戴入原来的局部义齿。

进入修复治疗程序4周之后，将最终金属烤瓷修复体粘接固位到个性化中间基底上（图30，图31）。先戴入中间基底，将每个窄颈基底固位螺丝加力至35N·cm。用专用的玻璃离子粘接剂（Fuji Plus GC Corp.,Tokyo,Japan）粘接固定修复体。略微调整2个中切牙位点的牙槽黏膜，以确保修复体的每个卵圆形组织面就位。由2个侧切牙位点的窄颈种植体（修复肩台直径3.5mm）支持修复体，顺应了侧切牙位点修复体颈部相对较窄的外形轮廓（图32~图34）。种植体准确的外科植入，也提供了每侧的侧切牙修复体和天然尖牙之间理想的位置关系。修复体颈缘与牙槽嵴和中间基台之间的位置关系，允许形成牙尖乳头。

戴入修复体2周后复诊，无并发症。又过8周复诊时，软组织反应良好，在患者的要求下，对固定修复体切缘进行一些细微的调改。

S. Chen, A. Dickinson

2年后随访，种植体周软组织健康，龈缘高度稳定，保持了非常好的美学效果（图35）。放射线检查证实2颗种植体周围骨组织稳定（图36，图37）。

致谢

技工室程序

John Lucas – Intra Oral Technologies, Melbourne, Australia.

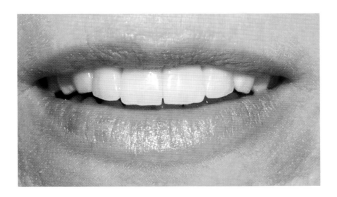

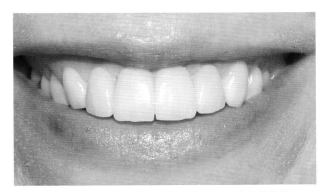

图33，图34　正面观，戴入固定修复体时休息位的微笑像

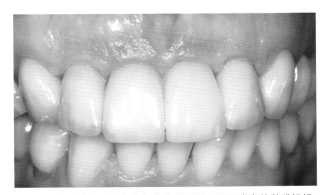

图35　2年后随访时固定修复体的正面观，可见稳定的黏膜组织

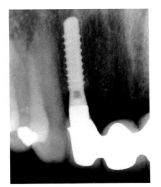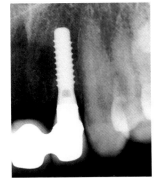

图36，图37　2年随访时的放射线根尖片，显示稳定的骨组织

4.16 上颌4颗切牙缺失固定修复体种植修复的常规负荷方案

F. Vailati, U. Belser

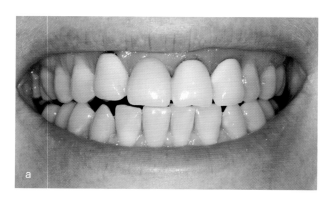

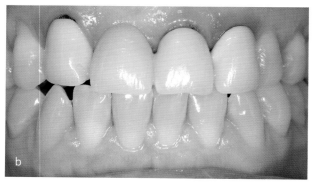

图1a，b 正面观，初诊时令人不满意的美学状态和失败的前上颌固定修复体

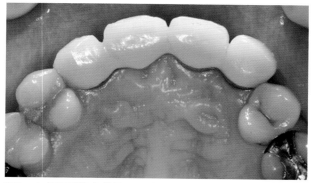

图2 上颌牙列治疗前的𬌗面观，注意2颗第一前磨牙位于尖牙位置

54岁女性患者，于2005年因失败的传统固定修复体（FDP）（图1a，b）来日内瓦大学牙学院就诊。主诉为前上颌疼痛。患者不吸烟，全身病史无阳性征。

牙科病史显示，年轻时曾经做过正畸治疗补偿2颗侧切牙的先天缺失。2颗第一前磨牙已经向近中移动到尖牙的位置，而尖牙则移动到了侧切牙的位置。当右侧中切牙缺失之后，用尖牙作为基牙支持四单位的固定桥。

患者表现为高位唇线，明显地暴露了变色的牙根、牙龈汞着色以及不协调的牙龈缘（图2）。

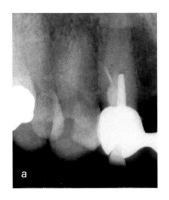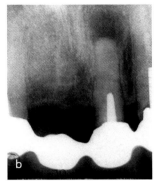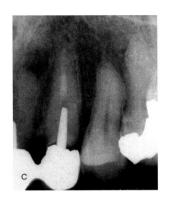

图3a～c　初诊时的放射线片根尖显示严重病变的右侧中切牙和双侧侧切牙位点的基牙

放射线片和临床检查可见右侧中切牙和两侧侧切牙位点的3颗基牙患继发龋和根尖周炎，并疑有根折（图3a～c）。3颗牙都是死髓牙，带有金属烤瓷冠和很短的金属桩。根管治疗不完善，冠的边缘密合性很差。

考虑到3颗基牙均无保留价值，因此拔除患牙，戴入临时可摘局部义齿。计划在愈合2个月后进行种植体植入。

在日内瓦大学，上颌4颗切牙缺失的病例，标准的修复方法是在两侧侧切牙位点植入2颗种植体支持四单位的固定修复体。从策略角度来看，这种选择避免了种植体相比邻，同时保持了机械稳定性（Vailati和Belser，2007）。

基于诊断方案，估计4颗切牙牙冠理想的形态轮廓，制作外科模板和选择种植体型号。显然，只有植入细种植体，种植体肩台和修复体才能获得自然的穿龈轮廓。因此，在2个侧切牙位点潜

入式植入2颗Straumann标准美学窄颈种植体（体部直径3.3mm、长度10mm，窄颈修复肩台直径3.5mm）。选择这种治疗方案提高了患者的美学效果，但上颌前牙区的空间不足给修复提出了挑战。

对于患者的殆型来说，选择细种植体也是合理的。由于重建功能和美学需要最小的覆盖与覆殆，因此将种植体修复体夹板式连为一体以减少有害的侧向力。

计划应用常规负荷方案（在3～6个月的愈合期后种植体负荷，Ganeles和Wismeijer，2004）。由于2颗Straumann常规美学窄颈种植体的表面积总和较小，因此作者不愿意缩短负荷时间。

在目前有限的上颌即刻负荷和修复文献中（Ganeles和Wismeijer，2004），学者们通常推荐用最多的种植体（最好每颗牙1颗种植体）来修复多牙缺失，以获得更好的初始稳定性（Degidi和Piattelli，2003）。

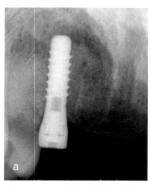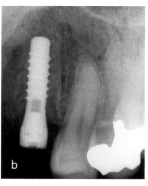

图4a，b　术后2颗侧切牙位点种植体的放射线检查。采用潜入式种植方案

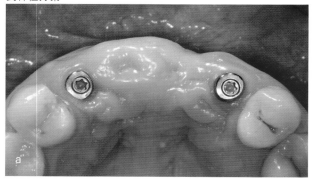

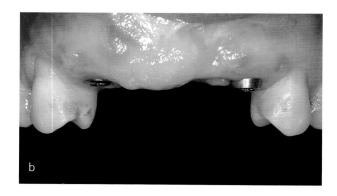

但是，日内瓦大学的方法恰恰相反：在前牙区用最少的种植体以获得最好的美学效果。

事实上，在本特殊病例，只计划植入2颗种植体支持1个四单位的固定修复体。没有关于上颌前牙区细直径种植体支持的固定修复体早期负荷方面的文献。在没有任何文献支持的情况下，首选常规负荷方案。

种植体植入之后，调改可摘义齿的颈部，使其对下方的前上颌黏膜不施加任何压力。

2个月后患者复诊，由于愈合帽已经暴露，故不需再行二期手术（图5a，b）。同时，决定取印模以制作临时固定修复体。如图5所示，前上颌的黏膜高度尚不能做最终修复体。对于这样的软组织状态，戴临时修复体是十分重要的步骤，有助于牙科技师制作最终固定修复体时获得自然的穿龈轮廓。

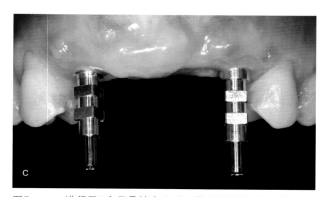

图5a～c　进行了2个月骨结合之后，临床表现的沿面观和正面观。同时，决定取印模制作临时固定修复体

通常，是由技师在石膏模型上随心所欲地雕刻临时固定修复体的义齿形态。但是，对于本特殊病例，2颗种植体之间的黏膜增生。因为猜测其下方有少量的骨移植材料，并且影响了黏膜的形态，所以绘制前上颌的骨地图。

通过骨地图测绘，确定黏膜的厚度。医生在石膏模型上雕刻出2颗中切牙义齿的最终形态，并交技师制作临时修复体。

在戴入临时固定修复体时（种植手术3个月之后），临床评估软组织受压的程度。通常需要经过几次复诊评估与处理，才能获得义齿具有美学效果的穿龈轮廓。同时，可避免因过度压迫而造成软组织坏死（图6a，b）。

这位患者在2个多月的时间内复诊了3次，通过添加和修改2个义齿的外形进行软组织塑形。

Straumann标准美学窄颈种植体（肩台直径为3.5mm，而常规颈美学种植体的肩台直径为4.8mm）能够在2个侧切牙位点即刻建立和谐的穿龈轮廓。

在临时修复体就位之后，患者呈现侧方运动的组牙功能殆，当前伸殆时，负荷主要分布在2个中切牙上（常规负荷方案）。尽管如此，由于患者覆盖很小（2个中切牙位点为2mm），预计临时固定修复体的机械负荷很小（轻微的前导）。

临时固定修复体用螺丝固位，用手的力量旋紧在种植体上。戴用2个月以创造出稳定的、美学的软组织外形（图7）。

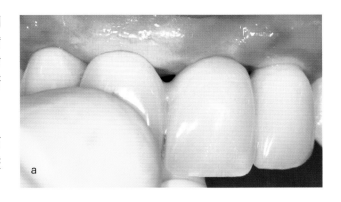

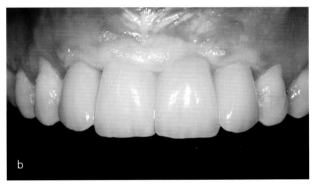

图6a，b 种植体植入2个月之后，采用常规负荷方案戴用临时固定修复体。黏膜轻度变白预示着软组织成形过程的开始

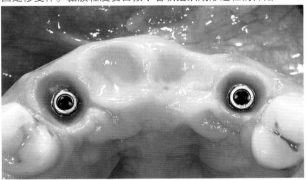

图7 制取印模前的殆面观，戴用常规负荷临时固定修复体2个月后的软组织轮廓

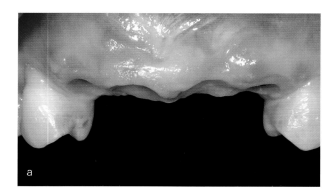

一旦认为获得了满意的修复体穿龈轮廓，就制取印模，制作最终的螺丝固位金属烤瓷修复体（图8a，b）。铸造贵金属基底。

试戴粭向螺丝固位基底，以保证在种植体上的被动就位。拍摄放射线片，确定与种植体肩台的最佳密合性。此外，调整基底冠的外形以更好地支持瓷层的坚固和美观（图9a，b）。

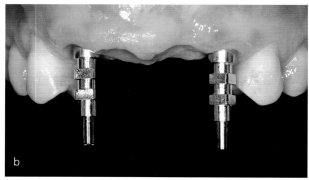

图8a，b　制取开窗式印模以获取黏膜的形态和制作最终固定修复体

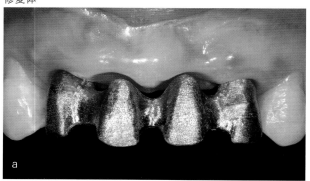
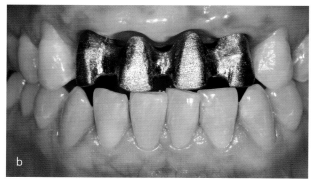

图9a，b　试戴金属基底，仔细地检查和调改基底的形态、大小和就位的被动性及密合性

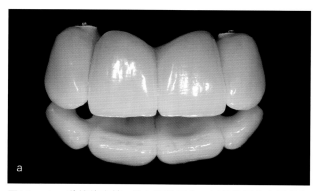
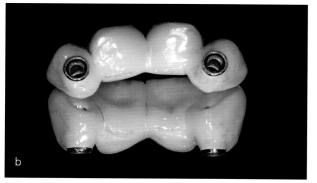

图10a，b　种植体支持、粭向螺丝固位、四单位最终金属烤瓷固定修复体戴入前的唇侧观和腭侧观。为了补偿少量的邻面软组织缺损，制作较长的邻面接触，避免出现"邻面黑三角"

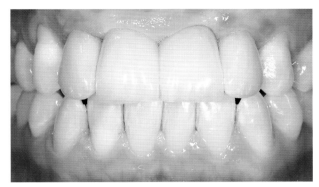

图11　戴入种植体支持的四单位固定修复体之后。注意由于施加压力造成的黏膜轻微发白，短时间就可以恢复

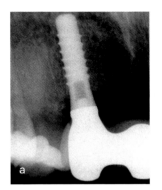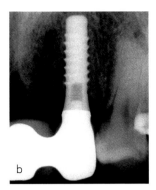

图12a，b　种植体植入4个月后戴入的殆向螺丝固位的四单位固定修复体时的放射线根尖片

用与临时固定修复体同样的方法调整和检验最终固定修复体的殆型。当侧向运动时，因为上颌第一前磨牙和下颌尖牙的位置关系，患者呈组牙功能殆，而不能由尖牙引导。在前伸运动时，由2颗中切牙引导，后牙殆分离。

戴入修复体，根据厂家的推荐，用35N·cm的扭矩旋紧殆向螺丝。在随访时（每隔6个月），应检查咬合螺丝的松紧度。2颗螺丝都要保持在35N·cm扭矩（图10，图11）。

戴入最终固定修复体的放射线根尖片显示种植体周围骨组织稳定和边缘密合（图12a，b）。

3年随访

临床证据显示，多数种植体的折断是发生在几年之后。这样的失败一般不是由于偶然的急性超负荷，而是由于长期疲劳（负荷相对低，但频率高）。对窄颈种植体施加更高的负荷（比如支持固定桥修复体），有所担心是合理的。目前，关于细种植体在疲劳负荷状态下机械表现的体外实验研究寥寥无几（Andersen等，2001；Berglundh等，2002；Cehreli和Akca，2001；Romeo等，2006；Wiskott等，2004；Zarone等，2006；Zinsli等，2004）。临床上，当用窄颈种植体支持多单位固定修复体时，预期并发症的发生率应至少进行5年的观察，而且这种发生率仍然没有定论。

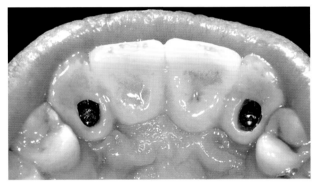

图13　在两个侧切牙位点的Straumann 标准美学窄颈种植体上戴入最终固定修复体，用复合材料封闭螺丝通道前的腭侧观

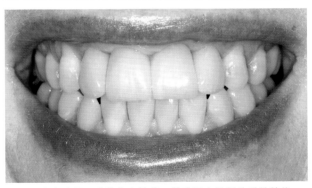

图14　患者在戴入种植体支持的四单位固定修复体时的笑像

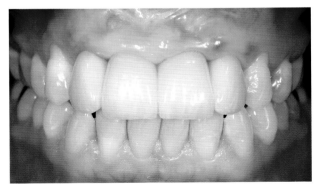

图15　种植手术3年之后，2颗窄颈种植体支持的固定修复体协调地融入口腔

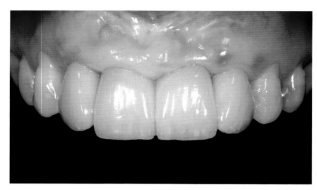

图16　修复体的近距离观，注意稳定的修复体周围软组织。不幸的是，美学效果受到治疗前存在的银汞着色的影响。所幸的是，患者并不在意

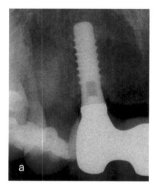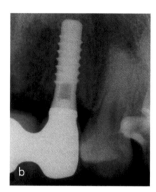

图17a，b　在2个侧切牙位点植入种植体3年后的根尖放射线片

因此，在日内瓦大学，所有用窄颈种植体支持固定修复体的患者都必须服从一个严格的复诊安排。

对本特殊病例的3年随访，患者对固定修复体的功能状态仍然非常满意（图15～图17）。

本病例报告描述了种植体支持固定修复体治疗4颗上颌切牙缺失的治疗计划的实施过程。在两侧侧切牙位点，选用2颗Straumann标准美学窄颈种植体支持1个四单位固定修复体。这样选择种植体，最大限度上保证了预期的美学效果。

由于缺乏相似的临床病例报告文献作为证据，人们更喜欢用最保守的负荷方案。在临时修复体戴入和行使功能之前，要有3个月的愈合期。在手术6个月后戴入拷贝了临时固定修复体特征的最终修复体。

致谢

修复支持

Dr. Giovanna Vaglio – DMD, University of Geneva, Switzerland.

技工室程序

Dominique Vinci – Master Dental Technician, University of Geneva, Switzerland.

5 关于决定上颌与下颌牙列缺损负荷方案的结论

D. Morton, D. Buser

5.1 引言

对牙列缺损患者，选择合适的负荷方案受到多种因素的影响。这些因素是否相对重要，因牙弓形态、修复体是在前牙区或后牙区以及治疗目标而不同。

对牙列缺损患者，虽然种植体的存留和治疗成功被认为是证据确凿，但支持不同负荷方案的主要科学证据并不一致。以微粗糙表面为特征的现代螺纹根形种植体的常规和早期负荷方案，在治疗效果方面已经得到证实，并且有同样的可预期性。对牙列缺损患者，虽然即刻负荷是可能的，但现有的证据还不够充足。因此，还难以信心十足地推荐给读者，此类治疗应该留给熟练和经验丰富的医生或团队，并且要深入了解可能发生的风险和并发症。

常规负荷方案（>3个月的无干扰愈合）只有在特定的情况下才会比早期负荷方案更有优势，包括骨密度不良（Ⅳ类骨和/或移植骨）和骨量不足。在全身健康状况和愈合不理想的情况下也应该考虑常规负荷。这种情况包括已经得到控制的糖尿病或用类固醇和二磷酸盐进行治疗的患者。除此之外，因为常规负荷不必要地延长了治疗时间，并不比早期负荷更有优势。因此。通常认为早期负荷是常规的治疗方案。

5.2　治疗难度分级

　　早在2007年国际口腔种植学会（ITI）共识研讨会上就提出了种植患者的治疗难度分级。根据不同的临床指征，可以将治疗分为简单、复杂或高度复杂［A. Dawson和S. Chen，种植牙科学的SAC分类，国际口腔种植学会（ITI）SAC共识研讨会，2007。文献正在印刷中］。需要修复远端游离缺失或上下颌后牙区单颗牙缺失的多数患者被归类于简单治疗类（表1）。

表1 治疗难度: 后牙区游离缺失

后牙区游离缺失	备注	简单	复杂	高度复杂
美学风险	基于ERA（第一卷）	低	中或高	
入路		充分	受限	难以种植治疗
殆龈距离	指从预计的种植修复体边缘到对殆之间的距离	>8mm	≤8mm，或>16mm	
近远中向距离		对应缺失牙的解剖间隙 ± 1mm	对应缺失牙的解剖间隙>1mm	
殆／咬合		协调	不齐，但不需要矫正	由于严重的间隙差异，没有辅助性治疗就难以修复
愈合期间的过渡义齿		不需要	可摘或固定式	必须改变现在的咬合状态
副功能咬合	修复体并发症风险高	不存在		存在
负荷方案	至今，即刻修复和负荷程序缺乏长期的科学文献证实	常规或早期	即刻	
粘接固位（共识性论述）		易于接近修复体边缘	修复体边缘位于黏膜下	
螺丝固位		独立支持的多颗种植体	夹板式连为一体的多颗种植体	

选择常规或早期负荷方案，医生可以预期多数患者的治疗效果，在治疗过程中减少并发症，取得积极的结果（图1～图4）。

单个后牙缺失的修复，多数患者也是简单治疗（表2）。没有经验的临床医生，只接受了适当的与种植相关的教育，在没有明显风险因素或能够将其很好控制的前提下，应鼓励其治疗远端游离缺失和单颗后牙缺失。应该提供途径以培养更多经验丰富的导师。

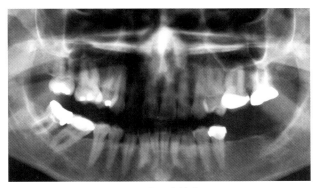

图1　术前放射线片，显示远中游离缺失

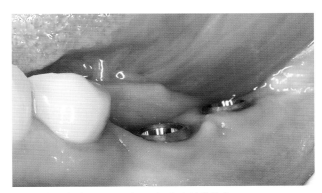

图2　种植体植入6周之后，已经愈合的种植体

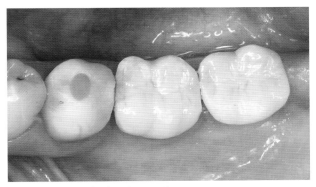

图3　戴入最终修复体12个月之后

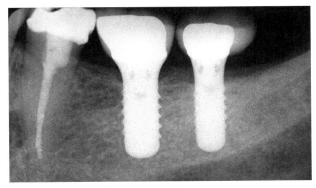

图4　负荷12个月后的放射线根尖片

表2 治疗难度：单颗后牙缺失

单颗后牙缺失间隙	备注	简单	复杂	高度复杂
颌间距离	从预计的种植体修复体边缘到对𬌗之间的距离	理想的牙冠高度±2mm	牙冠高度降低≥2mm	由于对颌牙的严重过度萌出，没有辅助性预先治疗就难以修复
近远中向距离（前磨牙）		对应缺失牙解剖间隙±1mm	对应缺失牙解剖间隙>2mm	由于严重的空间受限（≤5mm），没有辅助性预先治疗就难以修复
近远中向距离（磨牙）		对应缺失牙解剖间隙±1mm	对应缺失牙解剖间隙±2mm，或更多	由于严重的空间受限（≤5mm），没有辅助性预先治疗就难以修复
入路		充分	受限	难以种植治疗
负荷方案	至今，即刻修复和负荷程序缺乏长期的科学文献证实	常规或早期低	即刻	
美学风险	基于ERA（第一卷）	不存在	中	
副功能咬合	修复体并发症风险高	修复体边缘位于龈缘根方≤3mm	修复体边缘位于龈缘根方>3mm	患者对上颌第一前磨牙有高美学要求
种植体支持式临时修复体	推荐使用临时修复体			存在

远端游离缺失和单颗后牙缺失的即刻负荷方案与增加的、技术复杂的临床过程有关。因此，这种治疗归类于复杂类。应该仔细、精确地评估即刻负荷缩短治疗时间为患者带来的益处，以避免增加并发症的风险，尤其是种植体的早期丧失。后牙区咬合负荷比前牙区要大得多，要进行有效的防护，尤其是在后牙游离缺失情况下，非常难以掌控。因此，修复医生和外科同事们应该具备更多的经验，在应对更困难的程序时，应该有密切的合作。

由于美观要求更高，前上颌单颗牙缺失的修复变得更加困难。这也突显了用团队的方法计划和实施治疗计划的重要性。必须对这些患者进行术前美学风险评估，重点评估其美学期望值、唇线、组织生物型、牙周和修复情况（尤其邻牙）、牙齿外形和缺隙间距。由于增加了评估和计划的要求，使其外科和修复治疗归类为复杂类，甚至偶尔归类为高度复杂类（表3）。

表3 治疗难度：单颗前牙缺失

单颗前牙缺失间隙	备注	简单	复杂	高度复杂
颌位关系	指覆𬌗覆盖及其对修复和美学效果的影响	安氏Ⅰ类和Ⅲ类	安氏Ⅱ类1分类和2分类	由于严重的错𬌗，没有辅助性预先治疗就难以修复
近远中向距离（上颌中切牙）	对称性是成功治疗结果的基础		对应对侧同名牙，对称±1mm	对应对侧同名牙，不对称>1mm
近远中向距离（上颌侧切牙与尖牙）		对应对侧同名牙，对称±1mm	对应对侧同名牙，不对称>1mm	
近远中向距离（下颌前牙）		对应对侧同名牙，对称±1mm	对应对侧同名牙，不对称>1mm	
负荷方案	至今，即刻修复和负荷程序缺乏长期的科学文献证实		常规或早期	即刻
美学风险	基于ERA（第一卷）		低或中	高
副功能咬合	并发症的风险是针对修复体，而非种植体存留	不存在		存在
种植体支持式临时修复体	高度推荐或强制使用临时修复体		修复体边缘位于龈缘根方≤3mm	修复体边缘位于龈缘根方>3mm

对于接受上颌前部种植的患者，往往对准确的三维位置和以修复为导向的种植体植入有着更高的要求，往往需要硬组织和软组织增量程序（图5～图10）。

修复前上颌相邻的多颗缺失牙提出了更大的挑战（表4）。难以预期对种植体位置和修复方式提供支持的硬组织和软组织的反应，美学效果所面临的风险显著增加。多数此类患者，对获得满意的美学效果非常关注，这无一例外地增加了美学风险。因此，不管采用什么负荷方法，这类病例都应该归为复杂类。医生应该注意与负荷方案相关的错误信息，尤其在美学区连续多颗牙缺隙的即刻负荷方案。这类治疗应该留给经验最丰富、最熟练的医生或团队。

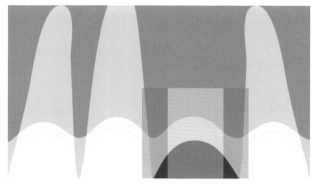

图5　种植体在近远中向安全带（绿色）内的正确位置

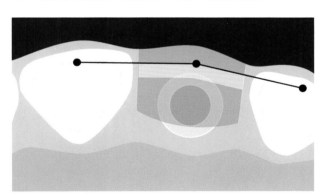

图6　唇舌向安全带（绿色）和危险带（红色）

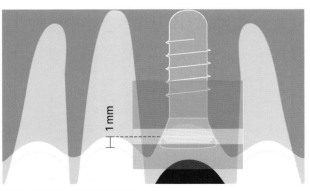

图7　冠根向安全带（绿色）和危险带（红色）

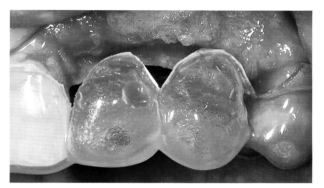

图8　种植体植入后用深度模板确定种植体的合适深度

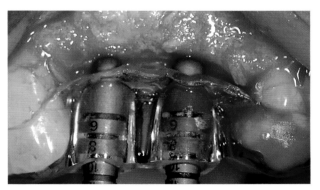

图9　外科模板标示了期望的种植体近远中向和唇舌向位置

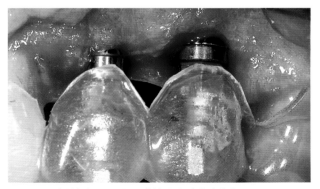

图10　深度模板标示了所设计的最终黏膜边缘位置

表4 治疗难度：前牙区较大缺失牙间隙

前牙区较大 缺失牙间隙	备注	简单	复杂	高度复杂
美学风险	基于ERA（第一卷）		低或中	高
颌位关系	指覆𬌗覆盖及其对修复和美学效果的影响		安氏Ⅰ类和Ⅲ类；安氏Ⅱ类1分类和2分类	由于严重的错𬌗，没有辅助性预先治疗就难以修复
近远中向距离			种植修复所有缺失，间距充足或不足的缺隙	为修复所有缺失牙必须进行辅助性治疗
𬌗／咬合			协调；不协调，但不需要矫正	必须改变现在的咬合关系
愈合期间的过渡义齿			可摘或固定式	
种植体支持式临时修复体	高度推荐或强制使用临时修复体		修复体边缘位于龈缘根方≤3mm	修复体边缘位于龈缘根方>3mm
副功能咬合	并发症的风险是针对修复体，而非种植体存留	不存在		存在
负荷方案	至今，即刻修复和负荷程序缺乏长期的科学文献证实			常规、早期或即刻

此外，就所有负荷方案而言，与治疗难度相关的其他影响因素，主要是缺失牙的区域性因素。远中游离缺失和后牙缺牙经常出现𬌗龈距离不足或𬌗平面不协调，尤其是少牙畸形或后牙游离缺失长时间未经治疗者（图11）。

开口受限、过度磨耗或者对𬌗牙或邻牙的移位会造成许多困难。操作入路受限，增加了种植外科和修复程序的难度或被迫终止。对于后牙区单颗牙缺失，邻牙的移位会对种植体植入和修复的近远中向可用空间产生不利影响，严重的邻牙倾斜会带来修复后维护上的困难。仔细地评估这些因素，有些病例需要在种植治疗之前进行正畸辅助治疗（图12）。

对于这些患者，增加额外的治疗和咬合调整，对治疗效果会产生更大风险。尤其是对磨牙症患者，其治疗被认为是高度复杂类。对于前上颌单颗牙或多颗牙缺失，对称性和牙倾斜通常是种植治疗前正畸治疗的指征（图13）。与拥挤和错𬌗相关的深覆𬌗、深覆盖可以导致间隙受限，通常对治疗效果产生不利影响。

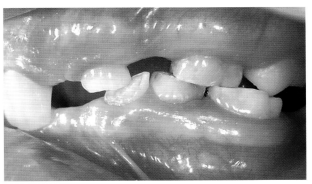

图11　由于少牙畸形和长期不修复缺牙所造成𬌗的曲线不协调和𬌗龈距离受限

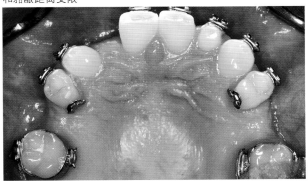

图12　正畸治疗以改善牙齿排列、对称性以及缺牙区空间

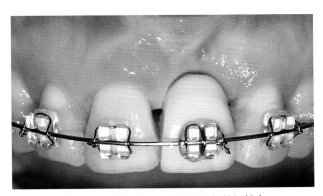

图13　正畸治疗以改善间隙对称性和邻牙长轴倾斜度

选择负荷方案时应考虑局部解剖特点。应该与外科团队一起仔细评估可用骨的骨质和骨量，尤其是上颌与下颌后牙区。如果需要额外的外科程序（为了避开上颌窦和下颌管及神经血管束），在应用缩短愈合时间的负荷方案时，会增加治疗效果的风险。

多数情况下，远中游离缺失病例和后牙区单颗牙缺失病例的修复过程并不困难。建议使用粘接固位，应用实心或两段式可粘接基台。印模程序并不复杂，也不包括个性化程序。对成功的治疗效果而言，软组织的美学成熟通常并不是必需的。因此，只是建议，并不是强制使用临时修复体。所以这些病例的修复程序被归为简单类。

前上颌区种植修复需要更高的技能。修复体边缘通常位于黏膜下2～5mm，尤其在邻面。对此类病例推荐使用种植体水平的螺丝固位修复体。这也增加了医生和技师的治疗难度。强制使用临时修复体，使修复体周围的软组织成形和成熟，最大限度地提高美学预期效果。基于此，美学区单颗牙缺失的修复被归为复杂类，连续多颗牙缺失的修复被归为高度复杂类。

患者从缩短愈合时间的负荷中受益是毫无疑问的。更早地戴入临时和最终修复体可以更快地建立咬合和得到美学效果，这样也可以提高咀嚼功能、舒适度以及心理上的满足。对于所有牙列缺损，与常规负荷方案相比，微粗糙表面种植体的早期负荷（6～8周的无干扰愈合）可以在不降低预期和不增加风险情况下达到以上目标，这一点是毫无疑问的。因此，早期负荷应该作为常规治疗方案。通过进一步改善种植体表面形态或化学结构，以及增强机体对种植体的生物学反应，将进一步缩短无干扰愈合所需要的时间。

尽管缩短治疗时间的优点非常显著，但针对牙列缺损患者的即刻负荷方案仍缺乏有力的科学支持。尤其是种植体早期脱落的风险不容忽视。将负荷传递至不成熟的骨−种植体界面将潜在地破坏种植体稳定性和阻止骨结合。在咬合力最大的后牙区，当种植体支持的修复体不能受到周围牙齿保护时，这种风险达到极限。与观察早期负荷所得到的良好结果相比，只是在治疗时间上得到了有限益处的即刻负荷，可能存在缺乏理智的风险控制。

正是由于这些原因，大多数牙列缺损患者的种植治疗在费用和时间两方面进行考虑，早期负荷方案是既具备经济效益，又能够获得良好治疗效果的选项。通常，常规负荷方案在时间方面没有优势，但即刻负荷又可能导致不必要的风险。

5.3　结论：牙列缺损患者的负荷方案

表5　决定远中游离缺失负荷方案的影响因素

决定因素	负荷方案		
	常规	早期	即刻
科学证据	充分	充分	缺乏
治疗难度（SAC）	简单	简单	复杂
患者收益	低（时间长）	高	低（风险高）
并发症风险	低	低	中
成本效益	高	高	低

表6　决定单颗后牙缺失负荷方案的影响因素

决定因素	负荷方案		
	常规	早期	即刻
科学证据	充分	充分	缺乏
治疗难度（SAC）	简单	简单	复杂
患者收益	低（时间长）	高	低（风险高）
并发症风险	低	低	中
成本效益	高	高	低

表7 决定单颗前牙缺失负荷方案的影响因素

决定因素	负荷方案		
	常规	早期	即刻
科学证据	充分	充分	缺乏
治疗难度（SAC）	复杂	复杂	高度复杂
患者收益	低（时间长）	高	低（风险高）
并发症风险	低	低	高
成本效益	低	低	低

表8 决定多颗前牙缺失负荷方案的影响因素

决定因素	负荷方案		
	常规	早期	即刻
科学证据	适中	适中	缺乏
治疗难度（SAC）	高度复杂	高度复杂	高度复杂
患者收益	低（时间长）	高	低（风险高）
并发症风险	中	中	高
成本效益	低	低	低

6 参考文献

Abrahamsson I, Cardaropoli G. Peri-implant hard and soft tissue integration to dental implants made of titanium and gold. Clinical Oral Impl Res. 2007 Jun;18(3):269-74. Epub 2007 Feb 13.

Adell R, Lekholm U, Rockler B, Brånemark PI. A 15-Year study of osseointegrated implants in the treatment of the edentulous jaw. Int J Oral Surg. 1981 Dec;10(6):387-416.

Adell R, Eriksson B, Lekholm U, Brånemark PI, Jemt T. A long-term follow-up study of osseointegrated implants in the treatment of totally edentulous jaws. Int J Oral Maxillofac Implants. 1990 Winter;5(4):347-59.

Akagawa Y, Hashimoto M, Kondo N, Satomi K, Takata T, Tsuru H. Initial bone-implant interfaces of submergible and supramergible endosseous singlecrystal sapphire implants. J Prosthet Dent. 1986 Jan;55(1):96-100.

Albrektsson T, Brånemark PI, Hansson HA, Lindström J. Osseointegrated titanium implants. Requirements for ensuring a long-lasting, direct bone-toimplant anchorage in man. Acta Orthop Scand. 1981;52(2):155-70.

Albrektsson T. Direct bone anchorage of dental implants. J Prosthet Dent. 1983 Aug; 50(2):255-61.

Albrektsson T. Principles of osseointegration. In: Hobkirk JA, Watson RM, editor. Color atlas and text of dental and maxillofacial implantology. St. Louis:Mosby; 1995. p. 9-19.

Amsterdam M, Abrams L. Periodontal prosthesis. In:Goldman HM, Cohen DW, editors. Periodontal Therapy. 5th ed.. St. Louis: Mosby; 1973.p. 990-993.

Andersen E, Saxegaard E, Knutsen BM, Haanaes HR. A prospective clinical study evaluating the safety and effec-tiveness of narrow-diameter threaded implants in the anterior region of the maxilla. Int J Oral Maxillofac Implants. 2001 Mar-Apr;16(2):217-24.

Aparicio C, Rangert B, Sennerby L. Immediate/early loading of dental implants: a report from the Sociedad Española de Implantes World Congress consensus meeting in Barcelona, Spain, 2002. Clin implant Dent Relat Res. 2003;5(1):57-60.

Arvidson K, Bystedt H, Frykolm A, von Konow L,Lothius E. Five-year prospective follow-up report on the Astra Tech Dental Implant System in the treatment of edentulous mandibles. Clin Oral Implants Res. 1998 Aug;9(4):225-34.

Attard NJ, Zarb GA. Immediate and early implant loading protocols: a literature review of clinical studies. J Prosthet Dent. 2005 Sep;94(3):242-58. Babbush CA. Titanium plasma spray screw implant system for reconstruction of the edentulous mandible.Dent Clin North Am. 1986 Jan;30(1):117-31.

Babbush CA, Kent JN, Misiek DJ. Titanium plasmasprayed (TPS) screw implants for the reconstruction of the edentulous mandible. J Oral Maxillofac Surg.1986 Apr;44(4):274-82.

Barone A, Rispoli L, Vozza l, Quaranta A, Covani U.Immediate restoration of single implants placed immediately after tooth extraction. J Periodontol. 2006 Nov;77(11):1914-20.

Becker W, Becker BE, Huffstetler S. Early functional loading at 5 days for Brånmark implants placed into edentulous mandibles: a prospective, openended,longitudinal study. J Periodontol. 2003 May;74(5):695-702.

Behneke A, Behneke N, d'Hoedt B. A 5-year longitudinal study of the clinical effectiveness of ITI solidscrew implants in the treatment of mandibular edentulism. Int J Oral Maxillofac Implants. 2002 Nov-Dec;17(6):799-810.

Belser UC, Schmid B, Higginbottom F, Buser D. Outcome analysis of implant restorations located in the anterior maxilla: a recent literature. Int J Oral Maxillofac Implants. 2004;19 Suppl:30-42.

Berglundh T, Persson L, Klinge B. (2002) A systematic review of the incidence of biological and technical complications in implant dentistry reported in prospective longitudinal studies of at least 5years. J Clin Periodontol. 2002;29 Suppl 3:197-212; discussion 231-3.

Bergkvist G, Sahlholm S, Nilner K, Lindh C. Implant supported fixed prostheses in the edentulous maxilla: a 2-year clinical and radiological follow-up of treatment with non-submerged ITI implants. Clin Oral Implants Res. 2004 Jun;15(3):351-9.

Brånemark PI, Zarb G, Albrektsson T. Tissue-integrated prosthesis: osseointegration in clincal dentistry.

Chicago : Quintessence;1985. p.11-77.

Brånemark PI,The Brånemark Novum protocol for same-day teeh: a global perspective. Chicago: Quintessence;2001. p.9-29.

Branemark PI, Hansson BO, Adell R, Breine U,Lindstrom J, Hallen O, Ohman A. Osseointegrated implants in the treatment of the edentulous jaw: experience from a 10-year period. Scand J Plast Reconstr Surg Suppl. 1977;16:1-132.

Brunski JB, Moccia AF Jr, Pollock SR, Korostoff E,Trach-tenberg DI. The influence of functional use of endo-sseous dental implants on the tissue-implant interface: I. Histological aspects. J Dent Res. 1979 Oct;58(10):1953-69.

Bücher A. Kleinheinz J, Wiesmann HP, Jayaranan M,Joos U, Meyer U. Interface at dental implants inserted in condensed bone. Clin Oral Implants Res. 2005 Oct;16(5):509-17.

Buser D, Mericske-Stern R, Bernard JP, Behneke A,Beh-neke N, Hirt HP, et al. Long-term evaluation of non-submerged ITI implants. Part 1: 8-year life table analysis of prospective multi-center study with 2359 implants. Clin Oral Implants Res. 1997 Jun;8(3):161-72.

Buser D, Martin W, Belser UC. Optimizing esthetics for implant restorations in the anterior maxilla: Anatomic and surgical considerations. Int J Oral Maxillofac Implants. 2004;19 Suppl:43-61.

Buser D, Belser UC, Wismeijer D, editors. ITI Treatment Guide, Vol I: Implant therapy in the esthetic zone for single-tooth replacements. Chicago: Quintessence; 2006.

Calandriello R. Tomatis M, Rangert B. Immediate functional loading of Brånemark system implants with enhanced initial stability: a prospective 1- to 2-year clinical and radiographic study, Clin Implant Dent Relat Res 2003;5(suppl 1):57-63.

Calandriello R, Tomatia M, Vallone R, Rangert B, Gottlow J. Immediate occlusal loading using Brånemark system wide-platform TiUnite implants: an interim report of a prospective open-ended clinical multicenter study. Clin Implant Dent Relat Res. 2003;5 Suppl 1:10-20.

Cameron H, Pilliar RM, Macnab I. The effect of

movement on the bonding of porous metal to bone. J Biomed Mater Res. 1973 Jul;7(4):301-11.

Cehreli MC, Akca K. Narrow-diameter implants as terminal support for occlusal three-unit FPDs: a biomechanical analysis. Int J Periodontics Restorative Dent. 2004 Dec;24(6):513-9.

Chaushu G, Chaushu S, Tzohar A, Dayan D. Immediate loading of single-tooth implants: immediate versus non-immediate implantation. A clinical report. Int J Oral Maxillofac Implants. 2001 Mar- Apr;16(2)267-72.

Chiapasco M, Gatti C, Rossi E, Haefliger W, Markwalder T. Implant-retained mandibular overdentures with immediate loading: A retrospective multicenter study on 226 consecutive cases. Clin Oral Implants Res. 1997 Fed;8(1):48-57.

Chiapasco M. Early and immediate restoration and loading of implants in completely edentulous patients. Int J Oral Maxillofac Implants. 2004;19 Suppl: 76-91.

Choquet V, Hermans M, Adriaenssens P, Daelemans P, Tarnow DP, Malevez C. Clinical and radiographic evaluation of the papilla level adjacent to singletooth dental implants: a retrospective study in the maxillary anterior region. J Periodontol. 2001 Oct;72(10):1364-71.

Cochran DL. A comparison of endosseous dental implant surfaces. J Periodontol. 1999 Dec;70(12):1523- 39.

Cochran D. Buser D, Ten Bruggenkate CM, Weingart D,Taylor T, Bernard J, et al. The use of reduced healing times on ITI implants with a sandblasted and acidetched (SLA) surface: early results from clinical trials on ITI SLA implants. Clin Oral Implants Res. 2002 Apr;13(2):144-53.

Cochran D, Morton D, Weber HP. Consensus statement and recommended clinical procedures regarding loading protocols for endosseous dental implants. Int J Oral Maxillofac Implants. 2004;19 Suppl:109-13.

Cochran D, Oates T, Morton D, Jones A, Buser D, Peters F. Clinical field trial examining an implant with a sandblasted and acid etch surface. J Periodontol. 2007 [submitted].

Comfort MB, Chu FC, Chai J, Wat PY, Chow TW. A 5-year prospective study on small diameter screw-shaped oral implants. J Oral Rehabil. 2005 May;32(5):341-5.

Cooper L, Felton DA,Kugelberg CF, Ellner S, Chaffee N, Molina AL, Moriarty JD, Paquette D, Palmqvist U. A multicenter 12-month evaluation of singletooth implants restored 3 weeks after 1-stage surgery. Int J Oral Maxillofac implants. 2001 Mar-Apr:16(2);182-92.

Cooper LF, Rahman A, Moriarty J, Chaffee N, Sacco D. Immediate mandibular rehabilitation with endosseous implants: simultaneous extraction, implant placement and loading. Int J Oral Maxillofac Implants.2002 Jul-Aug;17(4)517-25.

Dawson AS, Chen S: The SAC classification in implant dentistry. ITI SAC Consensus Conference 2007 [in pre-paration].

Del Fabbro M, Testori T, Francetti L, Taschieri S, Weinstein R. Systematic review of survival rates for immediately loaded dental implants. Int J Periodontics Restorative Dent. 2006 Jun;26(3):249-63.

Degidi M, Piattelli A. Immediate functional and nonfunctional loading of dental implants: a 2- to 60-month follow-up study of 646 titanium implants. J Periodontol. 2003 Feb;74(2):225-41.

Degidi M, Gehrke P, Spanel A, Piatelli A. Syncrystallization: a technique for temporization of immediately loaded implants with metal-reinforced acrylic resin restorations. Clin Implant Dent Relat Res.2006;8(3):123-34.

Deporter DA, Watson PA, Pilliar RM, Melcher AH, Winslow J, Howley TP, et al. A histological assessment of the initial healing response adjacent to poroussurfaced titanium alloy dental implants in dogs. Dent Res. 1986 Aug;65(8):1064-70.

Ekfeldt A, Christiansson U, Eriksson T, Linden U, Lundqvist S, Rundcrantz T, et al. A retrospective analysis of factors associated with multiple implant failures in maxillae. Clin Oral Implants Res. 2001 Oct:12(5):462-7.

Ericsson I, Randow K, Nilner K, Peterson A. Early functional loading of Branemark dental implants: 5-year clinical follow-up study. Clin implant Dent Relat Res. 2000;2(2):70-7.

Ericsson I, Nilson H, Nilner K, Randow K. Immediate functional loading of Branemark single tooth implants: An 18 months' clinical pilot follow-up study. Clin Oral Implants Res. 2000 Feb;11(1):26-33.

Ferrigno N, Laureti M, Fanali S, Grippaudo G. A longterm follow-up of non-submered ITI implants in the treatment of totally edentulous jaws. Part I: Ten-year life table analysis of a prospective multicenter study with 1286 implants. Clin Oral Implants Res. 2002 Jun;13(3):260-73.

Fischer K, Stenberg T. Early loading of ITI implants supporting a maxillary full-arch prosthesis: 1-year data of a prospective, randomized study. Int J Oral Maxillofac Implants. 2004 May-Jun:19(3):374-81.

Fischer K, Stenberg T. Three-year data from a randomized, controlled study of early loading of single-stage dental implants supporting maxillary full-arch prostheses. Int J Oral Maxillofac Implants. 2006 Mar-Apr:21(2);245-52.

Fugazzotto PA, Vlassis J, Butler B. ITI Implant use in private practice: Clinical results with 5526 implants followed up to 72+ months in function. Int J Oral Maxillofac Implants. 2004 May-Jun: 19(3)408-12.

Gallucci GO, Bernard JP, Bertosa M, Belser UC. Immediate loading with fixed screw-retained provisional restorations in edentulous jaws: the pickup technique. Int J Oral Maxillofac Implants. 2004 Jul- Aug;19(4):524-33.

Ganeles J, Wismeijer D: Early and immediately restored and loaded dental implants for single-tooth and partial-arch applications. Int J Oral Maxillofac implants. 2004;19 Supple:92-102.

Ganeles J, Rosenberg MM, Holt RL, Reichman LH. Immediate loading of implants with fixed restorations in the completely edentulous mandible: report of 27 patients from a private practice. Int J Oral Maxillofac Implants. 2001 May-Jun;16(3):418-26.

Gapski R, Wang HL, Mascarenhas P, Lang NP. Critical review of immediate implant loading. Clin Oral Implants Res. 2003 Oct;14(5):515-27.

Glause R, Lundgren AK, Gottlow J, Sennerby L, Portmann M, Ruhstaller P, et al. Immediate occlusal loading of Brånemark TiUnite implants of a prospective clinical study. Clin Implant Dent Relat Res. 2003;5 Suppl 1:47-56.

Gotfredsen K, Karlsson U. A prospective 5-year study of fixed partial prostheses supported by implant with machined and TiO2-blasted surface. J Prosthodont. 2001 Mar;10(1):2-7.

Grunder U. Stability of the mucosal topography around single-tooth implants and adjacent teeth: 1-year results. Int J Periodontics Restorative Dent. 2000 Feb;20(1):11-7.

Grunder U, Gracis S, Capelli M. Influence of the 3-D bone-to-implant relationship on esthetics. Int J Periodontics Restorative Dent. 2005 Apr;25(2):113-9.

Haas R, Polak C, Fürhauser R, Mailath-Pokorny G,Dört-budak O, Watzek G. A long-term follow-up of 76 Bråne-mark single-tooth implants. Clin Oral Implants Res. 2002 Feb;13(1):38-43.

Hallman M. A prospective study of treatment of severely resorbed maxillae with narrow nonsubmerged implants: results after 1 year of loading. Int J Oral Maxillofac Impl. 2001 Sep-Oct;16(5):731-6.

Hämmerle CH, Chen S, Wilson TG: Consensus statements and recommended clinical procedures regarding the placement of implants in extraction sockets. Int J Oral Maxillofacs. 2004;19 Suppl:26-8.

Herrmann I, Lekholm U, Holm S, Kultje C. Evaluation of patient and implant characteristics as potential prognostic factors for oral implant failures. Int J Oral Maxillofac Implants. 2005 Mar-Apr;20(2):220-30.

Higginbottom FL, Wilson, TG. Three-dimensional templates for placement of root-form dental implants: a technical note. Int J Oral Maxillofac Implants. 1996 Nov-Dec;11(6):787-93.

Horiuchi K, Uchida H, Yamamoto K, Sugimura M. Immediate loading of Branemark system implants following placement in edentulous patients: a clinical report. Int J Oral Maxillofac Implants. 2000 Nov-Dec;15(6):824-30.

Hui E, Chow J, Li S, Liu J, Wat P, Law H. Immediate provisional for single-tooth implant replacement with Bråne-mark sysem: Preliminary report. Clin Implant Dent Relat Res. 2001;3(2):79-86.

Ibañez JC, Tahhan MJ, Zamar JA, Menendez AB, Juaneda AM, Zamar NJ, et al. Immediate occlusal loading of double acid-etched surface titanium implants in 41 consecutive full-arch cases in the mandible and maxilla: 6- to 74-month results. J Periodontol. 2005 Nov;76(11):1972-81.

Ioannidou E, Doufexi A. Does loading time affect implant survival? A meta-analysis of 1266 implants. J Periodontol. 2005 Aug;76(8):1252-8.

Jaffin RA, Berman CL. The excessive loss of Brånemark fixtures in type IV bone: a 5-year analysis. J Periodontol. 1991 Jan;62(1):2-4.

Jaffin RA, Kumar A, Berman CL. Immediate loading of dental implants in the completely edentulous maxilla: a clinical report. Int J Oral Maxillofac Implants. 2004 Sep-Oct;19(5):721-30.

Jemt T, Chai J, Harnett J, Heath MR, Hutton JE, Johns RB, et al. A 5-year prospective multicenter followup report on overdentures supported by osseointegrated implants. Int J Oral Maxillofac Implants. 1996 May-Jun;11(3):291-8.

Jemt T, Hager P. Early complete failures of fixed implant supported prostheses in the edentulous maxilla: a 3-year analysis of 17 consecutive cluster failure patients. Clin Implant Dent Relat Res. 2006;8(2):77-86.

Jokstad A, Carr A. What is the effect on outcomes of time-to-loading of a fixed or removable prosthesis placed on implant(s)? Review for the Academy of Osseointe-gration State of the Science of Implant Dentistry Conference 2006. Int J Oral Maxillofac Implants [accepted for publication]. Jungner M, Lundqvist P, Lundgren S. Oxidized titanium implants (Noble Biocare TiUnite) compared with turned titanium implants (Noble Biocare mark III) with respect to implant failure in a group of consecutive patients treated with eary functional loading and two-stage protocol. Clin Oral Implants Res. 2005 Jun;16(3):308-12.

Juodzbalys G, Wang HL. Soft and hard tissue assessment of immediate implant placement: a case series. Clin Oral Implants Res. 2007 Apr;18(2):237-43.

Kan JY, Rungcharassaeng K, Lozada J. Immediate placement and provisionalization of maxillary anterior single implants: 1-year prospective study. Int J Oral Maxillofac Implants. 2003 Jan-Feb;18(1):31-9.

Khang W, Feldman S, Hawley CE, Gunsolley J. A multicen-tered study comparing dual acid-etched and machined surface implants in bone qualities. J Periodontol. 2001 Oct;72(10):1384-90.

Kohal RJ, Klaus G, Strub JR. Zirconia-implant-suppoted all-ceramic crowns withstand long-term load:a pilot investigation. Clin Oral Implants Res.2006 Oct;17(5):565-17.

Lekholm U, Zarb GA. Patient selection and preparation.In: Brånemark PI, Zarb GA, Albrektsson T, editors.Tissue-integrated prostheses. Osseointegration in clinical dentistry. Chicago : Quintessennce;1985.p.199-209.

Lekholm U, gunne J, Henry P, Higuchi K, Linden U,Berg-strom C, et al. Survival of the Brånemark implant in partially edentulous jaws: a 10-year prospective mul-ticenter study. Int J Oral Maxillofac Implants.1999 Sep-Oct;14(5):639-45.

Levine R, Rose L, Salama H. Immediate loading of root-form implants: two case reports 3 years after loading. Int J Periodontics Restorative Dent. 1998 Aug;18(4):333-43.

Levine RA, Clem DS 3rd, Wilson TG Jr, Higginbottom F,Solint G. Multicenter retrospective analysis of the ITI implant system used for single-tooth replacements: results of loading for 2 or more years. Int J Oral Maxillofac Implants. 1999 Jul-Aug;14(4)516-20.

Levine RA, Clem D, Beagle J, Ganeles J, Johnson P,Solnit G, et al. Multicenter retrospective analysis of the solid-screw ITI implant for posterior single-tooth replace-ments. Int J Oral Maxillofac Implants. 2002 Jul-Aug;17(4):550-6.

Levin L, Sadet P, Grossmann Y. A retrospective evaluation of 1387 single-tooth implants: a 6-year follow up. J Periodontol. 2006 Dec;77(12):2080-3. (2006a) Levin L, Laviv A, Schwartz-Arad D. Long-term success of implants replacing a single molar. Periodontol.2006 Sep;77(9):1528-32.(2006b)

Lindh T, Gunne J, Tillberg A, Molin M. A meta-analysis of implants in partial edentulism. Clin Oral Implants Res. 1998 Apr;9(2):80-90.

Linkow LI, Glassman PE, Asnis ST. Macroscopic and microscopic studies of endosteal blade-vent implants (six-month dog study).Oral implantol. 1973

Spring;3(4):281-309.

Lioubavina-Hack N, Lang NP, Karring t. Significance of primary stability for dental implants. Clin Oral implants Res. 2006 Jun;17(3):244-50.

Misch CE, Hahn J, Judy KW, Lemons JE, Linkow LI,Lozada JL, et al. Workshop guidelines on immediate loading in implant dentistry. November 7, 2003. J Oral Implantol. 2004;30(5):283-8.

Molly L. Bone density and primary stability in implant therapy. Clin Oral Implants Res. 2006 Oct; 17 Suppl 2:124-35.

Morton D, Jaffin R, Weber HP. Immediate restoration and loading of dental implants: clinical considerations and protocols. Int J Oral Maxllofc Implants. 2004;19 Suppl:103-8.

Naert I, Koutsikakis G, Duyck J, Quirynen M, Jacobs R, van Steenberghe D. Biologic outcome of implantsupported restorations in the treatment of partial edentulism. Part I: a longitudinal clinical evaluation. Clin Oral Implants RES. 2002 Aug;13(4):381-9.

Nkenke E, Lehner B, Fenner M, Roman FS, Thams U, Neukam FW, et al. Immediate versus delayed loading of dental implants in the maxillae of minipigs: follow-up of implants stability and implants failures. Int J Oral Maxillofac Implants. 2005 Jan CFed;20(1):39-47.

Nkenke E, Fenner M. Indications for immediate loading of implants and implant success. Clin Oral Implants Res. 2006 Oct:17 Suppl 2;19-34.

Nordin T, Nilsson R, Frykholm A, Hallman M. A 3-arm study of early loading of rough-surfaced implants in the completely edentulous maxilla and in the edentulous posterior maxilla and mandible: results after 1 year of loading. Int J Oral Maxillofac Implants. 2004 Nov-Dec:19(6);880-6.

Ostman PO, Hellman M, Sennerby L. Direct implant loading in the edentulous maxilla using a bone density- adapted surgical protocol and primary implant stability criteria for inclusion. Clin Implant Dent Relat Res.2005;7Suppl 1:S60-9.

Payne AG, Tawse-Smith A, Duncan WD, Kumara R.Conventional and early loading of unsplinted ITI implants supporting mandibular overdentures. Clin

Oral Implants Res. 2002 Dec;13(6):603-9.

Priest G. Predictability of soft tissue form around singletooth implant restorations. Int J Periodontics Restorative Dent. 2003(1):19-27.

Quirynen M, Van Assche N, Botticelli D, Berglundh T.How does the timing of Implant placement to Extrac P167 tion Affect Outcome? Int J Oral Maxillofac Implants.2007;22 Suppl:203-223.

Raghoebar GM, Schoen P, Meijer HJ, Stellingsma K,Vissink A. Early loading of endosseous implants in the augmented maxilla: a 1-year prospective study. Clin Oral Implants Res. 2003 Dec;14(6):697-702.

Rocci A, Martignoni M, Gottlow J. Immediate loading in the maxilla using flapless surgery, implants placed in predetermined positions, and prefabricated provisional restorations: a retrospective 3-year clinical study. Clin implant Dent Relat Res. 2003;5 suppl 1:29-36.(2006a)

Rocci A, Martignoni M,Gottlow J. Immediate loading of Brånemark system TiUnite and machined surface implants in the posterior mandible: a randomized open-ended clinical trial. Clin Implant Dent Relat Res. 2003;5 Suppl 1:57-63.(2006b)

Roccuzzo M, Bunino M, Prioglio F, Bianchi SD. Early loading of sandblasted and acid-etched (SLA) implants: a prospective split-mouth comparative study. Clin Oral Implants Res. 2001 Dec;12(6):572-8.

Roccuzzo M, Wilson T.A prospective study evaluating a protocol for 6 weeks¡¯ loading of SLA implants in the posterior maxilla: one-year results. Clin Oral implants Res. 2002 Oct;13(5): 502-7.

Romeo E, Chiapasco M, Ghisolfi M, Vogel G. Longterm clinical effectiveness of oral implants in the treatment of partial edentulism. Seven-year life table analysis of a prospective study with ITI dental implants system used for single-tooth restorations. Clin Oral Implants Res. 2002 Apr;13(2):133-43.

Romeo E, Lops D, Amorfini L, Chiapasco M, Ghisolfi M, Vogel G. Clinical and radiographic evaluation of small-diameter (3.3-mm) implants followed for 1-7years: a longitudinal study. Clin Oral Implant Res.2006 Apr;17(2):139-48.

Salama H, Roes LF, Betts NJ. Immediate loading of blaterally splinted titanium root-form implants in

fixed prosthodontics¡ªa technique reexamined: two case reports. Int J Periodontics Restorative Dent. 1995 Aug;15(4):344-61.

Schatzker J, Horne JG, Sumner-Smith G. The effect of movement on the holding power of screws in bone. Clin Orthop Relat Res. 1975 Sep;(111);257-62.

Schincaglia GP, Marzola R, Scapoli C, Scotti R. Immediate loading of the dental implants supporting fixed partial dentures in the posterior mandible: a randomized controlled split-mouth study-machined versus titanium oxide implant surface. Int J Oral Maxillofac Implants. 2007 Jan-Feb;22(1);35-46.

Schnitman P, Wohrle PS, Rubenstein JE. Immediate fixed interim prosthesis supported by twostage threaded implants: methodology and results. Int J Oral Maxillofac Implants. 1997 Jul-Aug;12(4);495-503.

Schroeder A, Pohler O, Sutter F. Gewebereation auf ein Titan-Hohlzylinderimplantat mit Titan-Spritzschichtoberfläche. [Tissue reaction to an implant of a titanium hollow cylinder with a titanium surface spray layer.] SSO Schweiz Monatsschr Zahnheikd. 1976 Jul;86(7):713-27.

Schwartz-Arad D. Lviv A, Levin. Survival of immediately provisionalized dental implants placed immediately into fresh extraction sockets. J Periodontol. 2007 Feb;78(2):219-23.

Small PN,Tarnow DP. Gingival recession around implants: a 1-year prospective study. Int J Oral Maxillofac implants. 2000 Jul-Aug;15(4):527-32.

Smithloff M, Fritz ME. The use of blade implants in a selected population of partially edentulous adults: A five-year report. J Periodontol. 1976 Jan;47(1):19-24.

Smithloff M, Fritz ME. The use of blade implants in selected population of partially edentulous adults. A 15-year report. J Periodontol. 1987 Sep;58(9):589-93.

Soballe K, Hansen ES, B-Rasmussen H, Jorgensen PH, Bunger C. Tissue ingrowth into titanium and hydroxyapatite-coated implants during stable and unstable mechanical conditions. J Orthop Res. 1992 Mar;10(2):285-99.

Szmukler-Moncler S. Salama H, Reingewirtz Y, Dubruille JH. Timing of Loading and effect of micromotion on bone-dental implant interface: review of experimental literature. J Biomed Mater Res. 1998 Summer ;43(2):192-203.

Szmucler-Moncler S, Piattelli A, Favero G.A, Dubruille JH. Considerations preliminary to the application of early and immediate loading protocols in dental implantology. Clin Oral Implants Res. 2000 Feb;11(1):12-25.

Tarnow DP, Emtiaz S, Classi A. Immediate loading of threaded implants at stage 1 surgery in edentulous arches: ten consecutive case reports with 1-to5-year data. Int J Oral Maxillofac Implants. 1997 May-Jun;12(3):319-24.

Tawse-Smith A, Payne AG, Kumara R, Thomson WM. Early loading on unsplinted implants supporting mandibular overdentures using a one-stage operative procedure with two different implant systems:a 2-year report. Clin implant Dent Relat Res.2002;4(1):33-42.

Testori T, Del Fabbro M, Feldman S, et al. A multicenter prospective evaluation of 2-month loaded Osseotite implants placed in the posterior jaws: 3-year follow up results. Clin Oral Implants Res. 2002 Apr;13(2):154-61.

Testori T, Del Fabbro M, Szmukler-Moncler S, Francetti LI, Weinstein RL. Immediate occlusal loading of Osseotite implants in the completely edentulous mandible. Int J Oral Maxillofac Implants. 2003 Jui-Aug;18(4):544-51.

Trisi P, Rao W. Bone classification: clinical-Chistomorphometric comparison. Clin Oral Implants Res. 1999 Feb;10(1):1-7.

Türkyilmaz I. A 3-year prospective clinical and radiologic analysis of early loaded maxillary dental implants supporting single-tooth crowns. Int J Prosthodont. 2006 Jul-Aug;19(4):389-90.

Türkyllmaz I, Sennerby, Tumer C, Yenigui M, Avci M.Stability and marginal bone level measurements of unsplinted implants used for mandibular overdentures: a 1-year randomized prospective clinical study comparing early and conventional loading protocols.Clin Oral Implants Res. 2006 Oct;17(5):501-5.

Vailati F, Belser UC: Replacing four missing maxilary incisors with regular¨Cor narrow-neck implants:analysis of treatment options. Eur J Esthet Dent;2007;2:42-57.

Wiskott HW, Pavone AF, Scherrer SS, Renevey RR,Belser UC. Resistance of ITI implant connectors to multivectorial fatigue load application. Int J Protocols 2004;17:672-679.

Wolfinger GJ, Balshi TJ, Rangert B. Immediate function al loading of Brånemark system implants in edentulous mandibles: clinical report of the results of developmental and simplified protocols. Int J Oral Maxillofac Implants. 2003 Mar-Apr;18(2):250-7.

Zarone F, Sorrentino R, Vaccaro F, Russo S. Prosthetic treatment of maxillary lateral incisor agenesis with osseointegrated implants: a 24-39-month prospective clinical study. Clin Oral Implants Res. 2006 Feb;1791):94-101.

Zinsli B, Sagesser T, Mericske E, Mericshe-Stern R.Clinical evaluation of small-diameter ITI implants:a prospective study. Int J Oral Maxillofac Implants. 2004 Jan-Feb;19(1):92-9.

7 译后补记

宿玉成

本系列丛书为世界上著名口腔种植专家所组成的国际口腔种植学会（ITI）教育委员会的共识性论著。本系列丛书中的某些名词，或是由本系列丛书提出的，或是先前已经存在的，但国际口腔种植学会（ITI）教育委员会基于口腔种植的临床实践已经形成了专有解释或专门概念。其中有些名词在出现的同时给予了详细的解释，有些则没有解释。为了方便读者对本系列丛书的理解和对应以前用中文建立的概念，有利于口腔种植的研究和临床实践，译者对后者进行补记。

1. 国际口腔种植学会（ITI）

2008年1月13日国际口腔种植学会（ITI）在北京召开了国际口腔种植学会（ITI）中国分会筹备会议，中国大陆的7名国际口腔种植学会（ITI）专家组成员全部与会，会议上共同决定将"International Team for Implantology"中译为"国际口腔种植学会（ITI）"。

2. 国际口腔种植学会（ITI）共识研讨会

译者将"The First ITI Consensus Conference"译为"国际口腔种植学会（ITI）第一次共识研讨会"，其余各次以此类推。

3. 口腔种植学和牙种植学

国内将缺失牙种植修复这一口腔医学领域称为"口腔种植学"。由于本系列丛书始终使用英文"implant dentistry"，所以根据"信、达、雅"的翻译原则，本系列丛书仍然将其译为"牙种植学"，只是在书名、译者序和译后补记中使用"口腔种植"字样。

4. 前上颌

前上颌（anterior maxilla）在解剖学上是指上颌两侧尖牙之间的解剖学区域，其独特的解剖特点对美学种植修复具有重要意义。因此，"前上颌"开始作为一个独立的解剖学名词出现，而不是上颌前部。

5. 美学牙种植

美学牙种植学（esthetic implant dentistry），或美学种植（esthetic implant）是基于美学区（esthetic zone）范围内的牙种植概念。美学牙种植目前有两层含义：（1）美学区的牙种植，尤其是在前上颌的牙种植；（2）所期望的种植治疗效果除了保持长期的功能以外，还要获得长期稳定的美学效果，使种植修复体具备类似于天然牙从颌骨内自然长出的感觉，包括种植体周围软组织形态、修复体的穿龈轮廓以及修复体冠部的外形轮廓、色泽和光学特性等。

6. 穿龈轮廓

穿龈轮廓（emergence profile）是指牙或修复体的唇面或颊面轴向轮廓，从上皮性龈沟底向软组织边缘延伸，至外形高点。（主要参考文献：W. R. Laney, Glossary of Oral and Maxillofacial Implant. Berlin: Quintessence, 2007: 50）

7. 弧线形/弧形

尽管英文"scalloped"的中文描述为"扇边/扇边样""扇贝/扇贝样"或"弧线/弧线形/弧线型"等，但在英文将这个词引入牙龈生物型和种植窝预备时取"弧线"之意，所以在本系列丛书中用形容词"弧线形/弧形"（scalloped）描述以下两种情况：（1）弧线形牙龈生物型，指牙龈唇/颊侧软组织边缘走行；（2）种植窝预备时的弧形处理。

8. 初始骨接触和继发骨接触

这是描述种植体稳定性的两个重要概念。在以往的中文文献中将"primary bone contact 和 secondary bone contact"翻译为"初级骨接触（或初期骨接触）和次级骨接触"。因为"primary bone contact"所表达的是在种植体植入过程中或植入完成时的骨与种植体表面（或界面）的即刻接触，属于机械性接触；"secondary bone contact"所表达的是在种植体植入后的愈合过程中新骨在种植体表面的沉积或改建后新形成的骨-种植体接触（界面），即骨结合。因此，中译本中分别将"primary bone contact"和"secondary bone contact"翻译为"初始骨接触"和"继发骨接触"。

9. 牙列缺损和单颗牙缺失

本来，牙列缺损包括了单颗牙缺失。但是，在种植修复中单颗牙缺失和连续多颗牙缺失有显著不同的特点，所以原著中将其分别讨论。

10. 固定修复体

在本系列丛书中译本中将"fixed dental prosthesis"译为"固定修复体"。原文中"固定修复体"包括了将多颗种植体连在一起共同支持的联冠、桥体和悬臂桥等。单颗种植体独立支持修复体时，或称之为"固定修复体"，或称之为"冠"。

11. 咔嗒印模帽

在本系列丛书译本中将"snap-on impression cap"译为"咔嗒印模帽"，而非"卡抱式印模帽"或"卡紧式印模帽"。原因是原文中的"snap-on impression cap"不但有印模帽的"卡抱或卡紧"之意，并强调作者使用的印模帽在准确就位于种植体肩台时，会发出"咔嗒"响声，由此提醒医生印模帽是否准确就位。

12. "SAC分类"以及"S""A"和"C"的中文翻译

SAC分类并非由国际口腔种植学会（ITI）首次提出，开始也不是牙种植学的一个概念。开始是Sailer和Pajarola在口腔外科图谱（Sailer和Pajarola，1999）中首次提出，用于描述外科手术的难度分类，比如难度不同的第三磨牙拔出，分类为"S：simple，A：advanced，C：complex"。2003年国际口腔种植学会（ITI）共识研讨会上，采纳了这种病例分类方法，并依照学术尊重的惯例保留了分类中使用的英文单词，发表于国际口腔种植学会（ITI）共识研讨会的会议纪要。国际口腔种植学会（ITI）2006年决定稍微修改原始分类的英文单词，将"simple"改为"straightforward"。

SAC分类评价病例和治疗程度的治疗难度及风险，并可作为医生病例选择及治疗设计的指导原则，包括的内容并不单一，目前国际口腔种植学会（ITI）教育委员会没有给出描述性定义。所以，本系列丛书翻译组未能给出中文定义，继续将"SAC classification"中译为"SAC分类"。

"S""A"和"C"的中文翻译过程中，未能找到更加准确的三级比较级中文单词，按照与医学描述术语尽量贴切的惯例，中译为"S"（Straightforward）：简单；"A"（advanced）：复杂；"C"（complex）：高度复杂。

13. 修正因素

由于牙种植临床效果判定有别于其他治疗技术，影响病例和治疗程序分类的因素在不同的病例、不同的治疗程序和方案中，所起的作用和风险程度显著不同，原著中将这些因素定义为"modifying factors"。同一种"modifying factor"在不同临床状态下可以修改SAC标准分类，所以将"modifying factors"中译为"修正因素"。

14. 拔牙位点种植

事实上，基于种植修复的角度，拟种植位点在患者就诊时划分为3种情况：（1）牙齿缺失已有相当的时间，拔牙窝已经完成软组织和骨组织愈合；（2）已经是缺牙状态，是牙缺失4个月以内的牙槽窝，未完成软组织和/或骨组织愈合；（3）牙齿或牙根还位于牙槽窝，但是已经没有保留的价值，必须拔除。

在牙种植技术的早期，选择第一种临床状态为种植适应证。但是，伴随口腔种植技术的进步以及患者和医生对种植修复技术的信赖，开始寻求在第二种和第三种临床状态时如何选择种植体植入时机。因此，需要专业术语描述和定义这3种临床状态。在开始，用"拔牙窝内种植（implants in extraction sockets）"描述第二种和第三种临床状态的种植体植入，但是并不恰当。2008年之后，国际口腔种植学会（ITI）使用"implant placement in post-extraction sites"，本系列丛书译为"拔牙位点种植，或拔牙位点种植体植入"。用"拔牙位点"代替"拔牙窝"表述牙齿已经拔除，但并未完成牙槽窝愈合的临床状态更为贴切。

15. 软组织水平种植体和骨水平种植体

伴随种植体设计的不断优化，目前从种植体修复平台的角度，将种植体分为"软组织水平种植体（tissue level implant）"和"骨水平种植体（bone level implant）"。

16. 总义齿

按照以往中文习惯，全口义齿（complete denture）既表达修复上颌与下颌牙列同时缺失的上颌和下颌义齿，也代表修复上颌或下颌单一牙列缺失的义齿。为避免叙述的混乱和对原文的误解，"总义齿"与"complete denture"相对应。由此，"maxillary complete denture"中译为"上颌总义齿"，"mandible complete denture"中译为"下颌总义齿"。

17. 皮卡印模和皮卡技术

关于"pick-up technique"的中文翻译，译者先后与冯海兰教授（北京大学）、张磊主任医师（北京大学）和耿威副教授（首都医科大学）以及北京口腔种植培训学院（BITC）的专家们进行了多次探讨，在此记述。

"pick-up impression"和"pick-up technique"，偶见于传统修复的文献，但常见于种植文献中。迄今为止，并未见到"pick-up"在医学上的中文翻译，但在其他领域已经有公认的中文译法，"pick-up car"被译为"皮卡车"，与种植治疗中的"pick-up"的含义类似，都表示"承载"某物之意。因此将"pick-up impression"和"pick-up technique"分别中译为"皮卡印模"和"皮卡技术"。皮卡印模和皮卡技术为不同的概念，并且存在较大差别。

（1）皮卡印模，即用于印模帽印模的技术。印模帽有两种基本类型，一种是螺丝固位的印模帽，使用开窗式印模托盘，或归类为开窗式托盘印模；另一种是使用塑料的卡抱式印模帽（咔嗒印模帽，snap-fit coping或snap-on coping），使用非开窗式印模托盘，或归类为非开窗式托盘印模。（主要参考文献：Heeje Lee, Joseph S. So, J. L. Hochstedler, Carlo Ercoli. The of Implant Impressions: A Systematic Review. J Prosthet Dent 2008; 100: 285-291）

（2）皮卡印模，用于基底印模的技术。制取印模之前，将修复体基底或上部结构安放在基台上，从口腔内取下的印模包含了修复体基底或上部结构。（主要参考文献：W. R. Laney. Glossary of Oral and Maxillofacial Implants. Quintessence. 2007, P125; A. Sethi, T. Kaus. Practical Implant Dentistry. Quintessence. 2005, P102）

（3）皮卡技术，基于临时模板制作种植体支持式修复体的即刻负荷技术。该技术要点包括：外科模板引导下的种植体植入；种植体数目6~8颗；术前预成的临时模板从口内直接获取临时基台；避免了术中印模和直接重衬；执行术前设计的人工牙位置和𬌗位关系；当天戴入临时修复体。（主要参考文献：D. Wismeijer, D. Buser, U. Belser. ITI Treatment Guide. Quintessence. 2010, P177-183; G. O. Gallucci, J-P. Bernard, M. Bertosa, U. C. Belser. Immediate Loading with Fixed Screw-retained Provisional Restorations in Edentulous Jaws: The Pickup Technique. Int J Oral Maxillofac Implants 2004; 19: 524-533）

18. 自固位附着体

将"locator abutment"中译为"自固位附着体"。在阳型（安放于种植体上）和阴型（安放于义齿内）之间存在自锁式固位设计，因此翻译为自固位附着体。

19. 多基基台

将"multi-base abutment"中译为"多基基台"。

20. 种植体前后间距

"anteroposterior（AP）spread"，为种植/修复中常见的概念，在种植中将其翻译为"（种植体）前后间距"或"AP间距"，为两侧远端种植体后缘连线至最前方种植体之间的垂直距离。

21. 上颌窦底提升

"上颌窦底提升"的基本含义是应用外科方法提高上颌窦底的高度，以应对因上颌窦气化所导致的窦底骨高度降低。尽管在以往的英文文献中，表达为"sinus lift""sinus bone graft""sinus floor elevation""sinus floor augmentation""inlay-type maxillary ridge augmentation",但在近期文献,尤其在本系列丛书英文版统一使用了"sinus floor elevation"。

同样,在以往的中文文献中对"sinus floor elevation"有不同的表达,例如"上颌窦提升""上颌窦底提升""上颌窦底骨增量""上颌窦内植骨"等,但在本系列丛书的中译本,译者统一使用"上颌窦底提升"这一术语。

22. 穿牙槽嵴上颌窦底提升

通过牙槽嵴入路提高上颌窦底的高度,在以往的英文文献中使用了"classic method"和"summers method"等术语,在中文文献中使用了"上颌窦底内提升""闭合式上颌窦底提升"和"穿牙槽嵴顶技术"等。但在本系列丛书英文版统一表达为"transcrestal SFE(sinus floor elevation)"和"transcrestal technique";在本系列丛书的中译本,译者统一中译为"穿牙槽嵴上颌窦底提升"和"穿牙槽嵴技术"。

23. 侧壁开窗上颌窦底提升

通过上颌窦外侧骨壁开窗入路提高上颌窦底的高度,在中文文献中使用了"上颌窦底外提升"和"经侧壁开窗技术"等。但在本系列丛书英文版统一表达为"lateral window SFE(sinus floor elevation)"和"lateral window technique";在本系列丛书的中译本,译者统一中译为"侧壁开窗上颌窦底提升"和"侧壁开窗技术"。

24. 上颌窦底提升同期或分阶段种植

上颌窦底提升的同一次手术中植入种植体,或上颌窦底提升愈合之后的第二次手术中植入种植体。在本系列丛书的英文版称之为"simultaneous SFE(sinus floor elevation)"或"staged SFE(sinus floor elevation)";在本系列丛书的中译本,译者分别中译为"上颌窦底提升同期种植"或"上颌窦底提升分阶段种植"。

25. 连续多颗牙缺失和相邻牙齿缺失

牙种植学中,牙缺失可以分类为牙列缺失和牙列缺损。依据种植治疗的功能和美学效果的长期稳定,国际口腔种植学会(ITI)将牙列缺损分为单颗牙缺失和连续多颗牙缺失,或称之为单颗牙缺失位点和连续多颗牙缺失位点。"国际口腔种植学会(ITI)口腔种植临床指南"系列丛书中,"连续多颗牙缺失"的英文表达为"extended edentulous"和"adjacent missing teeth"。

26. 机械并发症、工艺并发症

本系列丛书中详细讨论了"mechanical and technical complications"。在以往的中文种植文献中,习惯性地将"technical complications"翻译为"技术并发症"。但是基于Salvi and Brägger(2009)的定义"Mechanical risk: Risk of a complication or failure of a prefabricated component caused by mechanical forces. Technical risk: Risk of a complication or failure of the laboratory-fabricated suprastructure or its materials",本系列丛书将"mechanical complications"中译为"机械并发症",将"technical complications"中译为"工艺并发症"。

机械并发症与工艺并发症合称为硬件并发症。

27. 透明压膜保持器

关于"Essix retainer",目前并没有统一的中文译名。本文借鉴口腔种植学中关于"Essix retainer"的中文解释,在本系列丛书中将其中译为"透明压膜保持器"。

28. 牙位记录

本系列丛书原著采用的牙位编码系统为世界牙科联盟(FDI, World Dental Federation)的二位数系统,中译版的"本系列丛书说明",也遵循原著将相关语句翻译为"本系列丛书使用了世界牙科联盟(FDI, World Dental Federation)的牙位编码系统"。

但是在正文中，为更加符合中文读者的阅读习惯（国内以象限标记法更为常见），并避免阅读过程中发生理解错误，遂将单个牙位的记录均用汉字直接描述（例如，"15"译为"上颌右侧第二前磨牙"）。

此外，因为在本"临床指南"系列丛书中频繁使用阿拉伯数字标记牙位，容易与种植治疗中所描述的数字数据相混淆，也是汉译采用汉字直述的另一个原因。

少量涉及固定修复体的描述，为简洁、遵循原著，其牙位表示方法如下：天然牙位采用FDI二位数系统，缺失牙用x表示，如该位点为种植体，则在FDI牙位的二位数前面增加字母"i"（i为英文implant的首字母），一组固定修复体内的各牙位之间用"-"连接。例如：使用下颌右侧第一前磨牙天然牙与下颌右侧第二磨牙种植体混合支持以修复缺失的下颌右侧第二前磨牙与第一磨牙，则表示为"i47-x-x-44"。